# 統合失調症100のQ & A

## ——苦しみを乗り越えるために——


著

リン・E・デリシ

訳

切刀 浩　堀 弘明



星 和 書 店

*Seiwa Shoten Publishers*

*2-5 Kamitakaido 1-Chome*
*Suginamiku Tokyo 168-0074, Japan*

# 100 QUESTIONS & ANSWERS About Schizophrenia: Painful Minds

*by*

Lynn E. DeLisi, M.D.

*translated from English*

*by*

Hiroshi Kunugi, M.D.

Hiroaki Hori, M.D.

# 序　文

何時間も待った後、コスタリカから夜遅いフライトで戻ってきた乗客がいっせいに機内から出てくるところを、私は夫と共にじっと見ていました。何日か前、私たちの息子のチャールズは、休暇にサーフィンを楽しむため、友人と飛行機でコスタリカに出かけていったのですが、その数日後、私たちのもとにぞっとするような電話が入ったのです。チャールズの友人デビッド（プライバシー保護のため彼の名前は変えています）が電話をしてきて、チャールズの言動がおかしい、と言うのです。雨が降っているのに浜辺に寝ていたり、食事をとることも拒否して、立て続けにタバコを吸ったり、「とにかく家に帰らないといけないんだ」と繰り返し言っていたそうなのです。デビッドは息子を空港まで連れて行ってくれたそうですが、空港警備による搭乗制限があるので、実際に息子が飛行機に乗れたかどうかはわからない、とのことでした。それで私たちはケネディ空港で息子の帰りを待っているときも、息子が飛行機から降りて歩いてくるだろうか、それとも医療が必要な状態で今でも異国の空港をさまよっていやしないだろうか、などと心配していました。私たちは、パスポートをもらって彼を助けにコスタリカに行くことすらできず、ニューヨークの空港で座っているしかなかったのです。

チャールズは医学的に問題があるのではないか、と長年心配していたことを考えていました。さかのぼってみると、ぼんやりしていて集中力に欠ける、と十歳頃から学校の先生に指摘されていましたが、そういった指摘は中学校に入るとさらにエスカレートし、授業中に頭を机の上に伏せていることがしょっちゅうあり、落ち込んでいるみたいだ、と言われるようになりました。こういった問題は高校に入っても続いていました。大抵の十代の少年とは違って、チャールズは哲学や宗教、政治に関する彼独特の考えについて議論することが好きなようでした。それでも、彼には友人が多く、お金を貯めて車も買いましたし、写真、絵画、詩やギターなどの芸術の世界も楽しんでいました。学校であまり熱心でなかったのは、彼のひとつの個性でしょうか、ティーンエイジャー特有の倦怠によるものだったのでしょうか、それとも、精神疾患の症状だったのでしょうか？　そういった区別をつけるのは、カウンセラーの先生でさえ困難だったのですが、何とか高校を卒業できたときには、たぶん最悪の可能性は消え去ったものと私たちは思いました。ところが、物事に集中できない点はその後も続き、私はいろいろな疑問をずっと持ち続けていたのです。息子は一体どこがおかしいのだろうか？　自分には特別な才能が備わっていて、他人の心を読むことができる、などと彼が言うのは何故だろうか？　彼には治療が必要なのか、それとも、落ち着いて物事に集中できる青年に成長するまで忍耐強く待ってさえいればよいのだろうか？

ついに、乗客の列の中にチャールズを見つけました。やせていて、取り乱しているような感じでしたが、新しい仕事探しや車の保険のことなど、現実的なことについてきちんと話ができるくらいしっかりしているように見えました。帰路について車に乗るときに、前方座席に座るよう彼に勧めましたが、このときはまだ、真実が明らかになる瞬間がすぐそこまで迫ってきていることなど知る由もありませんでした。彼は、コスタリカはとても美しいところで、本当は帰りたくなかった、などと話し始めました。それから、私のほうを向き、次の言葉を発したのですが、それによって私たちの長年にわたる疑問に終止符が打たれたのです。「帰らなきゃならなかったんだ。だってデビッドが僕のことを殺そうとしたんだよ」と、とても怯えた様子で言ったのです。答えは出ました――もはや自分自身をごまかすことはできなくなりました。彼は、現実を正しく認識することができなくなり、良き友人が自分のことを殺そうとしているなどと思うようになってしまったのです。私の体は後部座席の暗闇の中に崩れ落ち、そのおかげで、私が絶望の涙を何度も流すのを彼に見られずに済みました。

翌日、病院に行って医師とカウンセラーの先生にチャールズの話を詳しく伝えたところ、彼もしぶしぶその話を認めました。そうした症状には名前がつきました――「統合失調症」です。彼が入院時の検査を受けている間、私は病院スタッフからもらったパンフレットを開いて読み始めました。「統合失調症は、長期にわたり機能障害をもたらす重い脳の病気です」という言葉で始まっていました。パンフレットを投げ出して叫び出したくなり、こんな暗い話は全力ではね返してやるだけだ、という気持ちになりました。しかし、私はただとめどなく涙を流しながら座っていたのです。鍵のかかった精神科病棟に自分の子供を残してくる、という経験をすると、自分の中の何かが壊れます。夫の感情も、車に乗り込むと同時に、せきを切ったようにあふれてきました。彼はむせび泣き、うめき声をあげました。私たちは震えながら互いの手を握りしめ、チャールズのために最善のことをしてやったのだ、ということを確認し合いました。どうして、最善のことが、これほど恐ろしいことなのでしょうか?

チャールズは一週間で退院しましたが、統合失調症という診断と、それを治療するために必要な薬の服用を受け入れるようになるまでには、はるかに長い時間がかかりました。彼は以前のような「おかしな」言動は減り、自分は少し間違っていただけだ、と言いました。薬をのむと嫌な気分になる、と言って服薬しませんでした。大方の人と同じように、病名のレッテルを貼られるのを嫌がりました。しかし、きちんと治療を受けず、カウンセリングの約束さえも守らなかったために、病気はさらに恐ろしい状態になっていったのです。自分の心がみんなに読まれているとか、テレビが自分に直接話しかけてくるなどと思うようになり、さらには、陰湿でしつこい声が「地獄に落ちるか、さもなければ自殺しろ」と言ってくるようになったのです。どん底の状態まで落ち、二週間の再入院に耐えた後、彼は、自分には薬やカウンセラーの先生による援助や、家族や友人たちの支えがすべて必要なものであることを受け入れるようになりました。

それでも、この新しい道のりはとても恐ろしく、予想外の展開の連続でしたので、私たちはチャールズの将来への不安で押しつぶされそうでした。そのうち彼は浮浪者になって、住む所も無くなり、援助も受けられなくなってしまうのではないか？　私は図書館に勤めていましたが、図書館では精神疾患を患った人が他の利用者に迷惑をかけることがあります。私の息子も、公共の場所で人から怖がられるような風貌や行動をするようになってしまうのだろうか？　彼の精神病は一時的なものであって、いつか「正常」になる可能性はないのだろうか？　私のほかの子供たちも統合失調症になってしまうのだろうか？

よく知らない病気の診断を受けると、私の場合のように、当事者や家族は疑問と恐怖心でいっぱいになります。ですから、『統合失調症一〇〇のQ＆A』のような本がとても重要になってくるのです。私は図書館員として、「情報は力なり」の格言を実践していますが、このデリシ先生の本は、統合失調症のような誤解の多い病気について正しく理解するのに役立ちます。精神疾患の診断を受けた後に正しく対処するための必要な知識と力を得ることができるでしょう。

悲しいことに、チャールズは、しつこく聴こえてくる声や、とても強いうつ状態との闘いをやめる選択をしました。表面的には、彼の病状は良くなっているように見えました。声が聴こえてこなくなったと言い、抗精神病薬の量を減らしてほしいと話していました。さらに、地元の大学に通う手続きをし、新しい仕事も始めました。ところが、ある日、私たちが仕事から帰ってみると、息子は裏庭で死んでいたのです。その前夜、「僕はとても苦しくて、我慢できない」と彼が話していたことをガールフレンドが教えてくれました。精神疾患における心の痛みは、ガンや背骨を折ったときの身体の痛みと同じくらい、耐えがたいものなのではないかと思います。

私は、警告としてではなく、精神疾患が起こしうる悲劇のひとつの証言として、息子のことをお話ししました。利発で創造的で元気の良い子だったのに、十代の最後の数年間は寝込みと音楽の生活に逃げ込んでいました。デリシ先生たちがされているような研究が続けられることで、病気の経過が好ましいものになることを、患者さんやそのご家族のために願ってやみません。より良い未来の治療によって、皆さんが元気な状態を保ち、病気を受容し、治療し、そして満ち足りた生活を送る、という道のりを歩んでいくことができますように。

チャールズ・ウェズリー・トラピア（一九八三年三月二十四日‐二〇〇三年七月三十一日）の母

アイリーン・トラピア

現在のアメリカ合衆国の精神医療は、健康保険制度や多忙を極めた医療スタッフに支配されており、患者さんたちが治療の機会を失っていることが多すぎます。十分で集中的な継続治療が必要であることが明らかであっても、それが提供されないこともあり、そのため、患者さんたちが発する警告のサインが気づかれないままになっているのです。健康保険制度において、精神疾患が他の疾患と同等に扱われることを目指し、この方の場合のようにご家族の方たちに不要な苦しみがもたらされることのないよう、医療の質を改善させることを目指して、私たちは努力を続けます。

医学博士　リン・E・デリシ

# まえがき

数年前、娘が高校から帰って来るなり、保健の先生が統合失調症のことを「分裂した人格」であると説明した、と言うのを聞いて、統合失調症について私が正しいと思うことを一般の方々に知ってもらうために、何か行動を起こさないといけないと思いました。この説明ほど、真実とかけ離れていることはありません。統合失調症はジキルとハイドのような状態を示すものではありません。それにもかかわらず、一九一一年にブロイラーは、この病気の名前を考えたときに、「分裂した精神」を意味するラテン語を誤って使ったのです。彼が言いたかったことは、感情と情動、思考と会話、そしておそらく知覚と現実との間に、「分裂」――というか不一致があるということでした。

この「分裂」という言葉は、症状、臨床経過、その生物学においてとても多様な形で現れるひとつの精神疾患をさすのに、長年にわたって用いられ続けてきました。統合失調症は、歴史的にも独特の変遷をたどっています。二十世紀への転換期に、こういった症状を持つ患者さんたちは社会から遠ざけられ、精神病院とか施設と呼ばれる閉鎖的な複合建築物の中に隔離されました。

しかも、それはしばしば家族の依頼によるもので、収容されるとそこで何年も過ごすことを余儀なくされたのです。第二次世界大戦中、ナチスは精神病院にいる患者さんを絶滅政策の標的にし始めました。精神病患者は国家の財源を食いつぶしているだけで、生きる価値がないとみなされたのです。統合失調症の生物学や遺伝についての正しい理解を欠いていたために、これらの政策の手助けをするという、極めて恐ろしい役割を果たした精神科医も少なくありませんでした。

一九六〇年代の後半、抗精神病薬が治療に導入されることによって、行動面での顕著な改善がみられるようになって初めて、患者さんたちは地域社会に復帰するようになったのです。徐々に公共の施設が空になっていき、状態が安定していて外来での治療が可能な患者さんのための住居が、街の中にどんどんできていきました。しかし、統合失調症に罹患した人が罪のない無関係な人に暴力を働いた、といった報道がなされるたびに、長期収容中の患者さんを病院から早く退院させることの是非が取り沙汰されてきました。有名な例では、ジョン・ヒンクリー・ジュニアの事件があり、この青年はレーガン元大統領と閣僚のジェームス・ブラディを銃撃し、ブラディには回復不能の後遺症が残りました。もちろん、統合失調症でない人たちの方が犯罪行為は多いのですが、統合失調症患者の犯罪は突飛で予測不能な面があり、状態不安定か治療が不十分な統合失調症（特に妄想型）患者さんは、周囲から怖がられてしまうのです。

こうした行動に加えて奇妙で場にそぐわない振る舞いがあると、本人を取り巻く社会的な状況がとても厳しくなります。すると、本人は適切な治療を受けようという気持ちにならなくなることがあり、さらには、統合失調症に罹っている人たちと社会的、職業的、法的に関わる人々の中に偏見が生まれることにもなります。このようにして、統合失調症に対するスティグマ（社会的烙印）が年月をかけてできあがっていったのです。不幸なことに、このスティグマのために医師が統合失調症の診断を下すのも遅れがちになり、病気の初期の段階で、「お子さんは成長したらよくなるでしょう」などと言って親を安心させてしまい、後にそれが仇となることも多いのです。また、統合失調症と診断せず、代わりに情緒的問題を「適応障害」などと名づけ、長期間、薬を処方せずに経過観察と精神療法しか行わないこともあります。それがどうしてよくないかと言えば、早期に薬物療法を開始することによって、統合失調症が重症の慢性的機能障害にまで進行するのを防げる可能性があることが今や明らかにされているからです。統合失調症へのスティグマのために起こる差別は、患者さんの生活の中の重要な側面にも影響を及ぼします。保険会社は、肺炎のような、頭から下の部分に起こる病気と同じように治療が必要な医学的疾患として、統合失調症を扱いません〔訳注：これは米国での話であり、日本とは事情が異なる〕。雇用主は、過去に統合失調症の診断を受けた、あるいは現在受けている、ということが履歴書に書かれている人を採用しない、ということもよくあるようです。結婚を考えるような相手がいたとしても、身内に統合失調症を発症した人がいることを隠します。というのも、そうした家族と結婚することはよくないというスティグマがあるからです。うつ病の既往歴と同様に、過去に統合失調症と診断されたことがあると、病気から回復した数少ない人たちであっても、それが不利に働いて、永久に公務員職に就けなくなるなど、診断を受けていなかったら可能であったかもしれないような成功を収められなくなったりします。

にもかかわらず、有名人や創造的な仕事を成し遂げた人物の中には、統合失調症に罹っていた、あるいは、少なくとも一時期、統合失調症と区別がつかない精神病状態を経験したとされる人が少なからず存在します。音楽家（たとえば、ビーチボーイズのブライアン・ウィルソン）、芸術家（ヴァン・ゴッホ）、ノーベル賞受賞者（ジョン・ナッシュ）、国王（十八世紀後半のデンマークのクリスチャン七世）、そして、ジャンヌ・ダルクのような歴史的人物もいます。そういった人物は、「爆弾魔」や「ヨークシャーの切り裂き魔」のような暴力事件を起こした人たちとは、きわめて対照的です。この数十年間、何本もの有名な映画が統合失調症の人たちをテーマにしてきました。初期のホラー映画『蛇の穴』、『カッコーの巣の上で』、『*I Never Promised You a Rose Garden*』、最近の『ビューティフル・マインド』などです。統合失調症にまつわるスティグマを減らすために力を尽くしている人たちがいる一方、統合失調症の人たちに対して異常者だと後ろ指をさし、彼らの思考や言動に対して「気違い」、「変り者」、「狂人」などという言葉を使う人たちもいます。

統合失調症の人たちに実際にスティグマを与えている人たちのほとんどは、この疾患の科学的な基盤や、彼らの行動が実際的な意味を持つのかどうか、ほとんど知らないのです。本書は、生活のあらゆる面に存在するスティグマについて、その背景とされている根拠が真実ではないことを証明し、さらに、統合失調症を患うとはどういうことなのか、統合失調症の原因は何なのか、どうやって治療するのか、あなたやあなたの家族が統合失調症に罹っている場合、どうしたら生産的な生活を送ることができるのか、などについて、人々に少しでも理解していただきたい、という意図で書いたものです。

二〇〇六年三月

医学博士　リン・E・デリシ

# 献辞

ご家族が統合失調症に罹っているために辛い思いをされている世界中のすべての方々、そして統合失調症のために生活が壊されてしまった方々に、本書を捧げます。

# 目次



## Part 1

## 統合失調症とその特徴

## Part 2 治療は、いつ、どこで、誰が、どうやって行うべきか？

## Part 3

### 遺伝以外の危険因子について



## Part 4

### 遺伝的リスクについて

## Part 5 統合失調症の生物学：最新の研究成果

## Part 6

## 薬物乱用と統合失調症

## Part 7
### 統合失調症における暴力や攻撃性について



## Part 8
### 統合失調症と自殺行動

## Part 9

### 女性特有の問題



## Part 10

### ホームレスと統合失調症

# Part 1

## 統合失調症とその特徴

「新年を迎える頃までに…（中略）…ナッシュの行動はどんどんおかしくなっていきました。いらいらして怒りっぽくなるかと思えば、次の瞬間には怯えてひきこもってしまう、というありさまでした。何かが自分に起きていて、頭がおかしくなっていくのがわかる、と彼は言いました。国連宛ての意味不明の手紙を徹夜で書いていることもありました。寝室の壁のいたるところに黒い模様を塗りつけていた夜もありました」

一九九四年にノーベル賞を受賞したジョン・ナッシュの妻が
一九九八年のシルヴィア・ナサーとのインタビューで語る

## 1 統合失調症とはどういう病気でしょうか?

アメリカ精神医学会は、統合失調症*を、幻覚*、妄想*、支離滅裂な会話、ひどく解体した、あるいは奇異な行動、会話や活動や情動のまとまりのなさ、などの症状が、一ヵ月以上続く病気であると定義しています（DSM*-IVによる）。通常、これらの一連の症状のうち二つ以上が出現します。統合失調症には、前駆*症状の段階と、治療後の残遺*状態とがあり、それらの期間においては、非特異的な行動面の異常が見られ、何らかの症状が六ヵ月以上続きます。こういった期間には、仕事や学業、生産的な社会活動が明らかに障害されます。

統合失調症の幻覚の中で最も多いのは幻聴ですが、幻視、幻臭、幻触などもあります。しかし、幻聴以外の幻覚が主な症状である場合は、統合失調症よりも薬物乱用（アルコールや違法ドラッグなど）による場合が多くなります。統合失調症に特徴的な幻聴は、単純な音ではありません。それは、周りに誰もいないのに、まるで実際に誰かが話しかけてくるかのようにはっきりと聞こえる言葉なのです。声の主は、本人が知っている人であ

***統合失調症**　通常、現実世界からのひきこもり、不合理な思考形式、妄想、幻覚などを特徴とする、精神病性障害の集合的名称で、そのほか、個人差はありますが、感情や行動、知的能力などの障害も伴います。統合失調症は、脳内のドーパミンのアンバランスや前頭葉機能の障害と関連しており、遺伝を含む生物学的な要因と、心理社会的な要因とが絡み合って起こります。

***幻覚**　現実には起こっていないのに、五感のう

ることも、知らない人であることもありますが、その声の主は、何らかのやり方で本人の行動を批評します。複数の人たちが、本人の噂をしているような場合もあり、大抵その人を脅したり中傷したりする内容です。幻聴は、ときには他の症状が出現する何年も前から始まっていて、それが異常なことであって、すべての人に起きるわけではないことを、本人が自覚していないこともあります。幻聴が激しいときは、大抵、本人の生活や日々の活動を妨げるものとなります。本人がその声に返事しているのを周囲の人に見られると、まるで一人で会話しているかのように映ります。実際に経験したことがないと、幻覚がどういうものか想像するのは難しいかもしれません。

「妄想」という言葉は一般的にもよく使われていますが、統合失調症の妄想は独特な特徴を示すことがあります。統合失調症の妄想は、健康な人にとっては奇異に感じられるものが多いのです。たとえば、何か未知の力によって行動や感情をコントロールされているように感じる、あるいは、新しい意味をもった物が自分の周囲に見えている、などと言うことが多いの

ちいずれかで感じてしまう、何らかの体験。たとえば、誰も話していないのに声が聴こえたり、そこに存在しない物（人）の姿が見えたり、何も匂っていないのに何かの匂いを感じたり、誰も触っていないのに誰かに体を触られているように感じたり、食べてもいないのに何かの味がしたり、などの体験です。

***妄想**　周囲の環境についての誤った判断に基づく、現実に反した信念。

***DSM-Ⅳ**『精神疾患の分類と診断の手引き』のことで、アメリカの第一線の臨床精神科医たち

です。同様に、テレビや映画を観ていて、画面上の人物が本人に何か特別なメッセージを送ってきていると感じることもあります。たとえば、蛇口から水がポタポタ落ちているというような、よくある状況に対しても、何か新しい魔術的な意味づけをすることがあります。自分の体の一部が自分の体ではないように感じるとか、自分は「人生という舞台」上の俳優のようで、「現実」ではない感じがする、という訴えも聞かれます。他人の心を読む能力があると感じたり、まるで自分の考えが拡声器で周囲に伝わり、他人に知れ渡ってしまうと感じたりすることもよくあります。また、統合失調症の患者さんは、他人に危害を加えられるのではないか（たとえば、食べ物に毒を盛られているなど）、あるいは、政府が自分に対して手の込んだ陰謀を企んでいるのではないか、などという疑いを抱くことがあります。後者のような偏執性妄想*は、誇大妄想（実際には持っていないのに、非常に大きな権力や能力を持っているという考え）や、過度の宗教心（自分は神に選ばれ、特別な任務を与えられていると思う、など）に伴って起きることがあります。私はかつて、「神様のお告げを受けた」という理由で、「自分はアメリカ合衆国の大統領だ」と思っている患者さんを診たことがあり

によって開発され、精神科患者さんの体系的な評価や、一連の症状に診断をつける際に用いられています。この診断マニュアルは、最初に開発されてから現在までに四回改訂されています。このマニュアルは二つの主要な診断軸を含んでおり、第Ⅰ軸は主診断、第Ⅱ軸は人格障害や発達障害の診断です。

***前駆症状**　病気の初期の症状、あるいは予兆となる症状。ある病気に特有の、確固たる前駆症状が知られている場合、その病気を早期発見することが可能です。そういった症状が見られると病気

ます。この患者さんは、学生時代を通じて平均的な成績を修めた方であるにもかかわらず、何と、イギリスのロンドンがアメリカ合衆国の中西部にあると思っていたのでした。

今日ではほとんどの精神科医の見解は、統合失調症は少なくとも三つの異なったグループに分かれる症状によって定義される、ということで一致しているようです。すなわち、⑴幻覚や妄想などの陽性症状、⑵「感情の平板化」と呼ばれる感情が乏しくなる状態、ひきこもり、会話（何か意味のある会話）の減少、動きが遅くなり、思考速度が鈍くなる、などの陰性*症状、⑶全般的な「解体」に関連する一連の症状（混乱した、または的外れの会話内容、行動のまとまりのなさ）、です。最後の症状は、現在、解体*症状群と定義される第三群の症状と考えられています。

統合失調症の中の下位分類や、いくつかの関連疾患も存在します。妄想型の統合失調症は、妄想や幻覚が解体症状に比べて顕著で、必ずというわけではありませんが、多くの場合、その症状は偏執性の性質を帯びていま

の発症がほぼ間違いない、ということになります。

***残遺状態**　病気に特有というわけではない、何らかの症状（通常は陰性症状）を持っているものの、急性期の精神病症状はほとんど認められなくなっている状態です。

***偏執性**　他人への、過剰で不合理な疑いや不信。

***陰性症状**　行動面のひきこもり、表情の乏しさ、自発性の低下、興味・関心の減退、会話速度の低下、会話内容の乏しさ、思考速度の低下、緩慢な動作などの精神症状。こういった症状は、うつ病

す。解体型の統合失調症は、前述の解体症状が最も目立つものです。緊張型の統合失調症の主症状は、動きや会話が極端に多くなったり少なくなったりするものです。分類不能型の統合失調症は、通常は他の型同士が混合したもので、どれかひとつの型の症状が特に目立つというわけではありません。最後に、残遺型の統合失調症というタイプがあり、これは、病状が安定し、もはや幻覚や妄想は消失しているのですが、なお見た目に健康には映らず、多くの陰性症状（ひきこもり、会話の減少、自発性減退など）が残っている、というものです。

## 2　統合失調症とは二重人格のことでしょうか？

Schizophrenia[訳注]という言葉は、明らかに誤った名称です。さかのぼること二十世紀初期に、オイゲン・ブロイラーは、外部に現れている感情と内面の心の動きとの間の異常な「分裂」や、思考、言語、情動の間の分裂を観察したため、このような病名を作り出したのです。この分裂は、実際には根底にある脳機能の連携の異常が原因です。二重人格は、とても珍しい

や、薬の副作用と混同されることがあります。

＊**解体症状群**　全体的なまとまりを欠く言動に関連する一連の症状（支離滅裂な言動）。

［訳注］　日本ではかつて「精神分裂病」と訳され、病名として広く用いられていた。

病気で、異なった人格が交替で現れるのですが、何らかの環境的なきっかけによってこの交替のスイッチが押されてしまいます。複数の人格が現れるのは、性的虐待など、受け入れがたい心的外傷体験を幼少期に経験していることによるのが通常です。このような人たちは、長年に及ぶ集中的な精神療法によって症状が改善することがありますが、臨床的にも生物学的にも統合失調症の人たちとはまるで似ていません。

## 3 統合失調症の初期兆候は？ 統合失調症かどうかはどうすればわかるのでしょうか？

次のケースは、この質問への答えとなる統合失調症の本質的な特徴を描き出しています。

マリアンヌは医学部一年生で奨学金を受けていましたが、その奨学金は割り当てられたアパートの家賃を払うとなくなる程度のものでした。そこで彼女は、患者からの電話に対応する夕刻の当番が終わった後に、近くのバーでウエイトレスの仕事をしていました。彼女は同じクラスの女子学生グループの助けを得て、授業が終わった後の夕方や昼休みはよく彼女たちと一緒に勉強していました。試験期間中はすごく緊張するので、クラスメートの応援が心の支えでした。大勢の学生が聴講する講義では、ときおり学生同士でマリファナの受け渡しが行われていました。あるとき、クラスメートのローリーは、マリアンヌがときどき授業を休んでいることに気づきました。日がたつにつれ、マリアンヌの欠席は頻繁になっていきました。ついにローリーと他の三人の友人は、はるばる街を越えてマリアンヌのアパートまで行ってみることにしました。部屋の明かりはほの暗く、ノックしても最初は返事がありませんでした。ところが、部屋の中から何かを唱えるような声が聞こえてきたため、彼女たちはノックし続けました。ついにドアがあき、そこにはイスラム教の礼服を奇妙にまとったマリアンヌが立っていました。部屋の周りにはロウソクの灯がともされ、食物などさまざまな物が床に散乱していました。マリアンヌは、瞑想するようになってイスラム教に改宗したと言い、コーランの数節を暗唱しました。彼女は、自分は大丈夫だと言って友人たちを安心させようとし、その日は学校に行かずに家で過ごしたいだけだと言いました。ついに大学の学生課が彼女の欠席に気づき、彼女は呼び出され、学校に戻るためのカウンセリングを受けるよう言い渡されました。しかし、彼女はそれには従わず、学校を中退し、行方知れずになりました。その後、彼女は仕事もアパートも失い、しばらくの間ホームレスになり、地方新聞に小さく報道されたことによれば、最終的に海の中で奇怪な洗礼の儀式を行いながら自殺を遂げたということです。

マリアンヌのような話はとてもよくあることです。幸いなことに、そのような人たちがみな自殺するわけではありませんが、正常な生活を営めなくなり、将来ある若者としての可能性を失ってしまう人が多いのです。身内の人や親しい友人は、本人が他人を警戒してひきこもったり身を隠したりするのが何故なのかわからないことがよくあります。統合失調症を発症し始めている間は、自分が病気であるという認識を持つことはほとんどないため、苦痛を感じていても、自分を苦しめる思考や感覚が起こっていることについて、誰にも話そうとはしません。親しい友人や家族は、行動や情緒的な反応の変化に気づくかもしれません。しかしそうした親しい人たちであっても、本人が奇異なことや明らかに事実に反するようなことを言わないかぎり、幻覚や妄想が存在することを知りえないのです。特に、偏執性が強いタイプの統合失調症の場合には、そういったことは自分自身の中で秘密にしていることが多いのです。

正常な家族なら、問題を認識すれば、病気になった本人を支援するために集結するのですが、すぐに貯蓄が底をつき、社会的、法的な援助体制の不十分さに失望することになります。結局、両親はあきらめて永久に本人の世話をすることになりますが、歳をとるにつれ、自分たちがいなくなった後に誰が子供の面倒を見てくれるのだろうか、と心配になるのです。

統合失調症のような病気の発症を予測する方法について研究が続けられています。統合失調症の症状と単なる個人差（学校や社会での適応の良し悪しや、人生のさまざまな段階、特に思春期における「調子の浮き沈み」など）とをはっきり区別し、発症の予測となりうるような目印を見つけ出すことが重要です。しかし、はっきりしたものは何ひとつ見つかっていないのが現状です。

おそらく本人がそれまでの社会機能から変化している点がキーポイントになると思います（友人たちからひきこもる、事実に反する奇妙なことを言う、言動がまとまらなくなるなど）。仕事や学校での出来が悪くなったり、ひきこもって周囲の人たちと問題を起こしたりするようになります。独り言をしたり、他の人や何かの事柄について事実に反することや奇妙なことを言ったりします。症状がさらに進むと、不適切な行動や危険な行動（裸で公共の場に出たり、高速道路の真ん中を歩いたり）をするようになることもしばしばです。そのほか、後にどんなことになるか考えずに、衝動的で攻撃的な行為に及ぶこともあります。こうなると、警察に通報され、刑務所か精神科救急病棟に連れて行かれることになります。早期の徴候に気づき、危険な状況に進む前に治療につなげることができれば、それに越したことはありません。

一般に、統合失調症は時間をかけて徐々に発症し、平均すると思春期や青年期の約二年以上を要します。親しい友人や家族が最初に気づくのは、社会的ひきこもり、学業成績の明らかな低下、怒りっぽさ、あるいはうつ病*のような状態、などの行動変化です。睡眠時間が極端に長く（あるいは短く）なっていることを周囲に気づかれることもありますし、落ち着かなくなることもしばしばです。こういったことが起きると、両親は家庭医に相談しに行くかもしれません。医師は、思春期特有の混乱か適応上の問題であると親に告げるでしょう。患者さんがはっきりした幻聴や奇異な妄想の存在を認めないかぎり、たいていの医師は統合失調症と診断するのを遅らせます。医師は、「お子さんは成長すれば元に戻りますよ」と親に伝えるだけで終わってしまうのです。しかし、前述のような行動変化が起きたなら、頻回な経過観察を始めなければなりません。そうすれば、そのうち本人が明らかな症状の存在を認め、これによって早期治療の機会が得られ、慢性的に重篤な状態になってしまうのを防ぐことも可能になるのです。

ところが、明らかに奇妙な行動をとるか、自傷ないし他害の行為に及んだ若者が、警察の介入や精神科救急病棟への入院を要するようになるとい

***うつ病**　主要な精神疾患のひとつで、深い悲しみが朝から晩まで続くことが特徴。通常、食欲減退、不眠、動きや会話の緩慢さ、などの身体症状を伴います。その状態が、軽減することなく二週間続き、普段通りの生活ができなくなると、「大うつ病」と診断されます。

うのが、典型的な場合です。いくつかの国では、少なくとも半分以上の症例において、何らかのストリート・ドラッグの使用が、奇異で危険な行動に多少とも拍車をかけているようです。初発の患者さんの多くは、治療を受けて症状が改善すると、あのときの行動はドラッグが原因だった、ストリート・ドラッグをやめていれば自分は大丈夫だ、ということにしてしまいます（薬物乱用についての詳細はパート6を参照）。しかし、こういった考えは、大抵、間違いです。たしかにストリート・ドラッグが発症のきっかけになったかもしれませんが、その後の人生において何らかの他のストレスがきっかけとなって、結局、そうしたドラッグとは無関係に病気を発症していたのかもしれないのです。危険なのは、そのような患者さんが、ストリート・ドラッグの再摂取さえしなければ、抗精神病薬*による治療は必要ない、と考えてしまうことです。そうして患者さんは、急性期に受けていた薬物療法などの治療を中止してしまうと、結局は、さらに深刻な症状を再発して病院に戻ってくることになり、通常、その再発した症状は、薬で抑えることが一段と難しくなっているのです。長期の維持治療に移行することなく、初期治療だけでドロップアウトしてしまった患者さんは、

***抗精神病薬**　幻覚や妄想といった陽性症状を軽減する効果に優れた薬の総称。これらの薬は、統合失調症以外のさまざまな状態にも、強力な鎮静薬として用いられています。

自殺する危険性が最も高いことでも知られています。

## 4 「統合失調症型障害」と「統合失調症」の違いは？

統*合失調症型障害では、患者さんの症状はすべて統合失調症のものと同じですが、残遺症状を残さず一ヵ月以内に症状が消失します。このような患者さんの機能は概してとても良好で、急激に症状が出現しますが、薬物療法の有無にかかわらず、症状が消失するのもまた比較的速いのが特徴です。

*統合失調症型障害　統合失調症の症状を呈しているけれども、その期間が短すぎて、そうした症状が統合失調症によるものなのかどうかまだわからない場合の診断。

## 5 統合失調感情障害とは？

統*合失調感情障害は統合失調症に関連した病気で、生物学的な原因は同じかもしれません。この病気の患者さんは、統合失調症の症状が揃っていて、その上にはっきりとしたうつ的行動または躁*的行動、あるいはその両方を併せもっています。うつ病は、気分のひどい落ち込みと定義され、

*統合失調感情障害　統合失調症の症状と、それに重なって出現する、うつ病（または躁病）症状の、両方を顕著に持って

自殺の考えや行動をとることも多く、体重減少や不眠を伴います。他方、躁的行動では、過度に気分が高まって陽気になり、会話や思考のスピードがとても速くなり、その間に何らかの奇妙な行動や危険な行為に及ぶこともあります。躁的行動に伴って、落ち着きがなくなったり、誇大妄想をもつようになったりもします。

興味深いことに、統合失調症と診断するか統合失調感情障害とするか、精神科医によって食い違うことがよくあります。同様に、統合失調症の下位分類の診断も精神科医によって異なってくることがあります。同じ患者さんでもこのような診断名が経過中に変わることもあります。同様に、統合失調感情障害と診断するべきか*訳注双極性感情障害とすべきか、医師によって食い違うこともあります。ですから、統合失調感情障害と診断された患者さんは、診断する精神科医によっては、統合失調症と診断されたり躁うつ病と診断されたりもします。これらの疾患はすべて生物学的に連続性があるのではないかという考え方があります。それぞれの疾患の極端な例や典型的な例では精神科医の間で診断が比較的一致しやすいのですが、大部

いる障害。しかし、その二つの症状はいつも一緒に存在しているわけではなく、患者さんは統合失調症のような症状だけを呈している時期があり、また頻度は低いですが、躁病やうつ病の症状だけを呈する時期もあります。

***躁的行動**　異常に陽気で高揚していて、会話や思考のスピードが非常に速くなっている状態です。

***双極性感情障害**　周期的に起こる気分の変動を特徴とする、精神疾患のひとつ。とりわけ、非常に「ハイ」（躁状態）な時は、双極性感情障害の人たちにも、統合失調症に

分の症例はそのどこか中間に位置するのです。そういった症例は、「統合失調症圏の病気」と呼ばれるか、診断名でなく症状に応じて分類され治療される場合もあります。一見異なった病気に映っても、実はそれらの生物学的な基盤は同じであって、しかし臨床的には、統合失調症様の解体症状が顕著に現れる進行性のものから、*精神病的な症状を呈する病相と寛解期が交代で現れるようなものまで、人によって異なった形で現れる、ということかもしれません。これはいわゆる「単一精神病論」(Crow, 1990)と呼ばれる考え方です。それぞれの症状の生物学的な基盤、あるいはすべての症状に共通している生物学的な基盤が明らかになることによって、生物学的基礎をもっと直接的に反映した、まったく新しい診断分類が開発されることが期待されます。

## 6 統合失調症と躁うつ病の違いは?

**前**述の通り、精神科医の中には、これらの二つの病気の間に生物学的な連続性が存在する、と信じている人たちもいますが、しかし、やはり違い

特徴的な陽性症状の多くが出現することがあります。

[訳注]　躁うつ病と概ね同義。

***精神病的**　現実世界との接触を失い、妄想(誤った信念)や幻覚を呈している人は、精神病的な状態にあるとみなされます。そういった人は、奇異で危険な行動を呈しているにもかかわらず、それに対する自覚がないようです。

はあります。双極性障害の人たちの多くは、気分が安定すれば、生産的で創造性に富む、正常な生活を送ることができます。病相期が過ぎ去った後、薬物療法を継続していれば、彼らはもともと持っている能力を失わずに機能できることが多いのです。認知機能は、統合失調症では低下することが多いのですが、双極性障害では概ね保たれます。頻繁に入院を繰り返して最終的に統合失調症と区別がつかなくなるのは、双極性障害の中でも重症な場合です。ですから、生物学的基盤は一部似ているかもしれませんが、病気の予後は明らかに異なっています。統合失調症は、子供の頃、病前*の社会適応が悪かったり、学業成績が芳しくなかったりという、神経発達上*の障害とみなされることがしばしばです。後に双極性障害を発症する子供たちは、そのような早い段階では、他の子供たちと区別がつきません。

この二つの病気の生物学を比較する研究が、今後たくさんなされなければなりません。

統合失調症に現れる脳の構造的な変化の多くは、双極性障害でも見られ

***病前**　小さな症状も含め、病気の何らかの症状が現れる前の時期。

***神経発達**　さまざまな脳構造が発達していく過程において起こる出来事。

ますが、精神病的な特徴（幻覚や妄想など）を伴う重症の双極性障害は、特にこのような変化を示すようです。これらの類似点や相違点のいくつかは、長年にわたって精力的にこの問題に取り組んできた二人の研究者、マネーロスとアングスト（Maneros & Angst, 2000）の本に詳しく述べられています。

## 7 緊張病とは？

緊張病行動*とは、極度にまとまりのない行動であり、完全な無言・無動であったかと思えば、反対に、極度に解体した興奮状態―錯乱状態―を示したりします。華々しい緊張病*というのは、アメリカや西洋諸国では、今日実際にはほとんど見られなくなりましたが、患者さんが十分な援助や最新の薬物療法を受けられなかったりする貧しい国々では、比較的よく見られます。緊張病の患者さんは、見た目にもはっきりした特徴を示すことがしばしばです。彼らは、「ろう屈症」と呼ばれる状態を呈します。これは、手足を動かさずに一定の姿勢をとり続け、誰かに動かされるとその姿勢で

*　**緊張病行動**　筋肉の硬直や、周囲の刺激に対する反応の乏しさを特徴とする行動。

*　**緊張病**　行動の極端な変化を特徴とする状態で、本人はそれに気づいていないようです。この変化には、無言、昏迷、無動といったものから、それとは正反対に、錯乱した

固まってしまい、次に誰かに動かされるまで同じ姿勢をとり続けるというものです。最近のアメリカの臨床精神科医は、そのような例を見たことがないかもしれません。しかし、一九八〇年代半ば（当時すでに緊張病はまれでした）に出会った若い男性患者さんのことを、私ははっきり覚えています。彼は自分で運転して外来クリニックに来ましたが、受付窓口に近づいてきた後、無言で固まって動かなくなりました。私は彼を個室に誘導しました。彼は数分後に反応を示しましたが、それはトランキライザー*を筋肉注射された後のことでした。彼は何か異常なことが起きていたことを否認し、私たちスタッフが自分のことについて話し合っていたことには気がついていましたが、なぜ自分が反応しなかったのかについて説明することはできませんでした。その後、彼は自宅まで事故もなく運転して帰りましたが、それからも私の病院に頻繁にやってきては同じような状態になりました。

私はまた、二〇〇二年のはじめにエルサルバドルの国立精神病院を訪れたときの、印象的な経験を思い出します。アメリカの公共の精神病院と比

興奮状態や、焦燥の強い興奮状態までが含まれます。こういった状態は統合失調症だけに現れるものではありません。しかし、緊張病症状が周期的に現れ、統合失調症の他の特徴を持っている場合には、「緊張型統合失調症」と呼ばれます。

***トランキライザー（精神安定薬）** 不安や興奮を抑えるために使用される薬の総称。トランキライザーにはマイナーとメジャーの二種類があり、この二つは異なった化学的特性を持っていて、異なった精神的状態に対して用いられます。マイナー・トランキライザー

べて設備がとても不十分なこの病院への訪問は、貧しい発展途上国における精神科医療の驚くべき現状を認識させられるものでした。精神科医たちは、新しい薬の存在を知らないため、古い薬を大量に使っていました。しばしば患者さんが我慢できずに失禁してしまうため、病棟の床には尿の排水管がありました。しかし、特に目を引いたのは、無動状態の古典的な緊張型統合失調症の患者さんが何人もいたことです。残念なことに、この状態の基礎にある生物学的メカニズムはわかっておらず、近年ではとても珍しくなっているためあまり研究もされていません。

は、不安に対して使用され、現実感覚は失っていないものの、落ち着く必要がある人に対して用いられます。メジャー・トランキライザーは、精神病症状に対して使用される薬です。

## 8 統合失調症の経過は？

病気の経過を予測する上で明らかな目印となるものは、現時点では存在しないため、将来多くの生物学的要因が突き止められることが望まれます。女性では、病気が軽症で経過し、発症年齢も男性より平均で二年ほど高い、という傾向があることがわかっています。発症年齢が低く、病前の社会機能や学業成績が低いと、重症化することが予想されます。

しかし、古くから言われていることによれば、初回病相を経験した統合失調症患者さんの三分の一は、進行して慢性的な悪化の経過をたどります。三分の一は病気を持ちながらも機能でき（発症する前に比べると低いレベルで）、残りの三分の一はその後二度とエピソードを経験しない、とされています。最後の数字は、現在では楽観的過ぎると考えられています。早期に治療を開始し、家族の十分な援助がある場合には、かなり良く機能できるようになる患者さんが多いのですが、薬物療法を継続することが重要です。明らかな統合失調症の初回病相を発症した人たちの中で、その後薬物療法を受けずに回復したと考えられる人は十％もいない、と今は考えられています。薬を服用していると概ね無症状である人はほかにも沢山います。残念なことに、そのような人たちは、その後、薬は必要ないと考えて服薬をやめてしまい、結局症状が再発してしまうのです。また、二回目の病相までの期間は、患者さんによってさまざまです。薬をやめてすぐに再発するのではなく、二、三年後に再発することが多いようです。現在では、副作用の少ない新薬が出ているので、古い薬による不快な副作用を感じることもなく、何年も安定して服薬することが可能になりました。

　もし早期に新薬を用いた十分な治療を受け、きちんと薬を飲んでいれば、経過はもっと良くなるかもしれません。治療を受けずに放っておくと、統合失調症の自然経過は、一生にわたって多くの症状に悩まされ、機能が落ちていくことになります。

　抗精神病薬による治療が広く行われるようになる前は、患者さんたちは何年もの間入院を続け、その後の人生を公立病院の「後方病棟」で過ごし、生活態度は崩れ、認知機能*も低下していました。これが病気の本来の経過なのか、長期入院によって社会から隔絶されることによる影響なのか、判別することは困難でした。一九六〇年代から七〇年代にかけて、地域精神保健センターの設立に関する法制化が進み、治療中だった患者さんたちは病院を退院して地域社会に戻りました。長期入院による影響があることが認識されるようになりましたが、問題は解決されませんでした。患者さんたちが移された先の生活環境は足りない点が多く、彼らのニーズに応えていませんでした。こうした不十分で問題の多い環境の中で生活し、また、病気そのものの性格も手伝って、患者さんたちの多くは頻繁に入院を繰り

***認知機能**　動物にとって、考えたり、推理したり、生きていくために周囲の環境にうまく対応したりする際に必要な精神機能。認知機能は、心理学的な検査で測定できます。もちろん、人間以外の動物用の検査ははるかに単純で、人間への検査が最も複雑になっています。よく知られているＩＱは、人間の認知機能のひとつの指標です。

返すようになりました。いわゆる回転ドア現象です。患者さんの人生の歴史は、多数の入退院記録で埋め尽くされるようになっていったのです。入院患者さんのために各州に割り当てられた資金は年々削減され、その結果、州立病院ごとの最大病床数は二百〜三百床に減少し、さらには病院自体が閉鎖されることもありました。以前は活気にあふれ自立したコミュニティを形成していた州立病院の敷地を車で通り抜けると、建物の多くが板で囲われて空き地になっており、かつて患者さんたちが綺麗に刈り込んでいた地面に雑草が生い茂っている光景を目にすることも、今ではよくあるのです。

現在、世界中の国々と同様に、アメリカにおける精神医療は危機に瀕しています。統合失調症は治療や援助が効果を発揮しうる一生の病気です。ですから、このような障害を抱えた人たちの援助の必要性を無視したり、スティグマ（社会的烙印）を与えたりするのでなく、彼らのニーズにかなった、しかるべき法律が整備されねばなりません。それでも、ここまでに述べてきたような、アメリカや西洋の国々における精神疾患の人々への治療の歴史は、おそらく過去のものになったのではないかと思われます。薬物療法を継続していれば、今や統合失調症の人たちは生産的な生活を送ることができ、不快な症状や薬の副作用に悩まされることもなくなった、という楽観的な考え方もあります。

## 9 幻聴があれば必ず統合失調症でしょうか？

治療を受けていない一般人口を対象とした最近の調査によると、幻聴やさまざまな形の妄想は決して珍しくはない、と結論されています。実際、どんな地域でも一般人口の五～二十％に精神病体験が認められる、とされています。しかし、こういった報告を解釈する際には次のような点に注意しなければなりません。つまり、体験を持つ人たちが、最終的に本格的な統合失調症や他の重度の精神障害と診断されるようになるかもしれず、それを見極めるために十分な経過観察がなされているわけではないという点です。

統合失調症の患者さんによく聞いてみると、幻聴は子供の頃からあったことを思い出し、しかも、それを「正常」と思っていたために誰かに話そうともしなかった、という場合が少なくありません。このことに気づいている精神科医は沢山います。

確かに、幻聴があるだけでは、統合失調症であるとか将来発症する、ということにはなりません。特に入眠時や寝起き（十分に覚醒していないとき）に限って幻聴を経験する人は多く、これは医学的、精神医学的に何ら問題はありません。そのほか、声の性質に関する違いもあります。話し声のような複雑なものではなく、自分の名前を呼ぶ声や音が聞こえたりする場合は、重症でない可能性が高くなります。

古くから言われている統合失調症の幻聴の特徴は、複数の声が本人について話し合っていたり、ひとつか複数の声が本人の行動について批評したりする、というものです。「命令性幻聴」*というのもあり、これは、聞いている本人に何らかの行動を実行するように命令するものです。後者のタイプの幻聴が患者をより苦しめることは確かで、統合失調症に特徴的です。

***命令性幻聴**　聞いている人に対して何かをするように命令する、想像上の声。

しかし、そのような幻聴は単独で現れることはめったになく、通常は何らかの奇異な行動や多くの妄想を伴っています。

## 10 宗教に熱心なことと統合失調症との違いとは？

「本当に」妄想なのか、それとも文化的な通念や本人に対する外的脅威なのかを区別することが難しい場合がよくあります。たとえば、かつて私が若き精神科医として、ある復興教会の近くで働いていた際、そこでは信徒たちが集会を開き、大声で詠唱し、それがエスカレートしてトランス状態に陥り、あたかも制御不能の急性精神病状態のようになっていました。しかし、音楽が止まり、集会が終わるとみな普通の状態に戻っていたのです。

宗教が、社会生活や職業・学業の妨げになっているとき、その信念を「病気の症状」と呼ぶこともできるでしょう。これは精神病理現象が、多くの場合、社会から正常と考えられているものと精神科医が異常とみなすものとの間の連続線上にあることを示すひとつの例であることは確かです。

統合失調症は精神科医が作り出したものであって、実際はそんな病気は存在しないのではないか、といった議論さえあります。この見解は明らかに極端ですが、新しい患者さんを診断する際には、文化的背景を考慮する必要があります。とはいえ本書で述べている統合失調症という病気は、文化に関連して起きるというような極端な考え方では説明できないものです。統合失調症は、あらゆる文化的背景や民族においても同じように発症し、多くの妄想には文化の違いを超えた共通点が存在します。科学的根拠のない「信念」と、病的と定義できる「妄想」とをどのように区別するかは哲学的な問題で、これからも長く議論されていくでしょう。しかし、この点については本書の範囲を超えています。

## 11 「陽性症状」と「陰性症状」の意味は?

陽性症状*とは、何らかの病的現象が生まれる場合です。これは、本人の言動となって表れたり、妄想や幻覚のように明らかに本人にとって苦痛となったりするような症状のことです。陰性症状*（いわゆる欠陥状態）とは、

***陽性症状**　幻覚や妄想などの、統合失調症の活発な症状の総称。

本来あるべきものがなくなったり低下したりする症状で、そのため「陰性」と呼ばれます。これは、運動、会話、感情表現、社会機能、意欲などが減少することを言います。陽性症状は変動しやすく、陰性症状に比べると、現在の薬物療法に反応しやすいものです。陰性症状は、経過とともに変動することは比較的少なく、病気の発症時にすでに存在することもありますが、病気が慢性化してきたときにもっとはっきりと現れます。安定して「残遺」状態になると、陰性症状だけが残ります。クロザピン、オランザピン、クエチアピン、リスペリドンなどの新しい「非定型」抗精神病薬は、陰性症状を軽減させる効果をもつと考えられています。抑うつ症状が陰性症状に重なって出現することもあります。統合失調症患者さんの抑うつ状態には抗うつ薬が有効なこともあるため、陰性症状と抑うつ症状を注意深く見分ける必要があります。

＊**陰性症状**　行動面のひきこもり、表情の乏しさ、自発性の低下、興味・関心の減退、会話速度の低下、会話内容の乏しさ、思考速度の低下、緩慢な動作などの精神症状。こういった症状は、うつ病や、薬の副作用と混同されることがあります。

## 12 統合失調症の患者さんには言語の問題があるのでしょうか？

**統**合失調症の主要症状はすべて、基底にある脳内の言語処理過程（知覚と発語の両方を含みます）の障害によって説明することができます。たとえば、もし、脳の聴覚中枢と意味を理解する中枢との間の連絡が異常になっていれば、他人が話す声に異常な意味づけをすることになり、何か非現実的なことを言われていると考えるでしょう――それが妄想となって現れるのです。他方、一人で何か考えている場合、自分の考えと外から聞こえてくることを区別する脳領域に聴覚系の異常があると、自分の考えが頭の外から聞こえてくるように感じるかもしれません。

言語の解体は、神経連絡異常のより直接的な結果として現れる症状であり、重症例で見られます。統合失調症の陰性症状は、言語系の障害によって直接的に生じることがあり、複雑な会話ができなくなったり、会話内容が乏しくなったりします。あるいは、思考を阻害する陽性症状の二次的な結果として生じるのかもしれません。こういったさまざまな症状と統合失調症の一次的な原因との関係について多くの議論がなされてきましたが、そうした議論によって統合失調症の理解が進むことはほとんどありませんでした。

注目すべきことに、後に統合失調症を発症した子供には、大抵の子供たちより初語が遅れ、文章を話すのはもっと遅れる、といった言語発達の遅れが見られることが指摘されています。また、個人差はありますが、字を読めるようになるのも遅れます。このように言語の基礎を獲得することが遅れることから、言語に関係する脳経路の形成時期や形成のされ方に異常があることが示唆されています。

## 13 統合失調症の患者さんはうつ病になることがあるのでしょうか？

うつ病は、大抵の臨床医が認識しているよりも、統合失調症においてよく見られる特徴的な症状です。実際、慢性期の統合失調症患者さんの大部分は、病気の経過中のどこかの時点で大うつ病[訳注]を経験しています。統合失調症を発症する前に、数ヵ月間うつ病に罹っていたと述べる患者さんもかなりいます。さらに、統合失調症の急性期が改善した後にうつ病になることもあります。しかし、緩慢で貧困な会話、緩慢な動作、活動への興味の欠如、全体的なひきこもり、などの陰性症状（前述）と抑うつ症状とが混

〔訳注〕典型的なうつ病のこと（13頁参照）。

同されることがあります。うつ病症状が精神病症状よりも優勢な場合には、統合失調感情障害や双極性障害などの診断も考慮されるでしょう。

## 14 記憶障害は統合失調症の症状なのでしょうか？

**統**合失調症は、短期記憶の障害が特徴であるアルツハイマー病*とは、明らかに違います。しかし、統合失調症の患者さんにおいて病気の初期から若干の認知機能障害が存在することも、また明らかです。発症直前にＩＱ（知能指数）がある程度低下し、記憶力のうち、特に言語性記憶や、短期記憶の一種である「作動記憶*（ワーキングメモリー）」と呼ばれるものが病気の間ずっと障害されていることが多い、ということがいくつかの大規模研究からわかっています。しかし、ほとんどの研究では、そうした認知機能*障害はそれ以上進行しない、という結果が示されています。認知機能障害は、早期の脳発達や、あるいは青年期における発達の問題が原因で起きると思われます。しかし、障害の本質が何なのかはわかっていません。たとえば、いくつかの研究から示唆されるように、記憶の想起に問題があるの

***アルツハイマー病**　いくつかの進行性脳疾患のひとつで、見当識（現在の年月や時刻、自分がどこにいるかなどの、基本的な状況把握のこと）の障害を呈し、他者と適切にコミュニケーションをとることが難しくなる病気で、高齢の人たちの中で最近増えています。この疾患では脳に特有の変化が起こりますが、これは死亡後の脳組織を調べないとわかりません。し

でしょうか、それとも情報の貯蔵に問題があるのでしょうか？　また、注意の障害と混同されることもあります。いずれにしても、統合失調症に罹患している人たちはそうではない人たちに比べて、新しいことを習得するのが苦手であり、とりわけ複雑でつながりのある物事の習得は不得手です。このような認知機能障害は、言語を処理する領域である、脳の前頭葉や側頭葉（特に左半球）が構造的に、そして機能的にも障害されていることに由来すると考えられています。従来型の抗精神病薬による副作用を治療するために用いられるコゲンチン[訳注]のような薬は、記憶に悪影響を及ぼすことがあり、記憶の問題を評価する際にはこの点も考慮しなければいけません。

## 15 統合失調症の患者さんのＩＱ（知能指数）は低いのでしょうか？

**統**合失調症の患者さんのほとんどはＩＱが正常範囲内です。しかし、発病初期にＩＱは低下します。いくつかの研究結果から、ＩＱが高い人は低い人に比べて病気の予後が全体的に良好であり、病気の悪化から保護されることが示されています。これに対して、統合失調症が知的発達障害に

かし、MRI検査で診断できるようになってきており、その場合によく見られる徴候は、脳室の拡大と、海馬と呼ばれる、記憶に決定的な役割を果たす脳領域の萎縮です。他の脳領域が影響を受けることもあります。このため、アルツハイマー病に罹った方は、一分前の出来事を覚えていることもままならず、文を作ったり話したりすることができなくなり、最後には、自分自身の身の回りの最低限のこともできなくなります。

***作動記憶（ワーキングメモリー）**　短期記憶とほぼ同義の、比較的新し

合併して発症することもあります。このような場合、知的障害が統合失調症の原因と関係があるかもしれません。この場合は、発症前の機能がとても低く、児童期から特殊学級に入り、青年期以前に種々の治療を要する場合が多くなります。

## 16 筋肉の異常は統合失調症と関係があるのでしょうか?

遅発性ジスキネジア*という有名な重い運動障害を含め、統合失調症の人たちに見られる運動障害は、いずれも薬物療法の副作用であると考えられていました。しかし、統合失調症患者さんの運動障害や、ジスキネジアという奇妙な動きの中には、病気を発症する頃から、薬を飲んでいなくても出現するものもある、と今では考えられています。これは何十年も前から指摘されていました。実際、後に統合失調症を発症する人は、幼少期に運動発達（歩き出す時期の遅れ）がやや遅れる傾向があることを示した研究があります。さらに、ある研究者（アトランタのエレイン・ウォーカー）は、ホームビデオの中で出生時すでに異常で不器用な動きが見られること

い用語です。作動記憶は、学習したり、推理したり、理解したりなどといった複雑な課題を行う際に、必要な情報を一時的に蓄えておいたり処理したりするための、活動的なシステムだと考えられています。作動記憶には、貯蔵と中央制御機能という二つの要素があります。作動記憶に属する二つの貯蔵システムには、言語情報と視覚情報の一時的な貯蔵があります。中央制御機能は、記憶の貯蔵と回復という処理を選択し、開始し、終了するといった役割を担う、非常に活動的なプロセスだと考えられています。

を発見し、今ではそのビデオが有名になっています。

*認知機能　23頁の用語解説参照。

〔訳注〕　本邦では未発売の抗パーキンソン薬であるが、本邦では類似薬として、アキネトンやアーテンがある。

*ジスキネジア　口や舌などを中心とした不随意運動のひとつ。

## 17 統合失調症の患者さんは寿命が短い、あるいは統合失調症が原因で死亡することがあるのでしょうか？

統合失調症によって直接寿命が短くなるかどうかは議論が一致していません。統合失調症の人たちは一般人口に比べてある種のガンを発症しにくいかどうかについての議論さえあります。しかし、大勢を対象とした研究を行えば、事故に遭いやすいこと、自殺率が高いこと、さらには、過去の長期入院のために適切な健康管理や栄養が欠如した可能性があることなどのために、統合失調症の人たちのほうが、寿命が短いという結果が出る可能性はあります。現在でも、統合失調症の人たちは、十分な健康管理、病気を予防する食事、寿命を延ばすような健康法を受けられないことが多いのです。

## 18 他の病気で統合失調症に似ているものはありますか？

幻覚や妄想が出現することのある他の病気としては、脳に影響を及ぼす代謝異常から、ウイルス感染症、脳腫瘍、特定の染色体異常まで、無数に存在します。しかし、これらの病気と統合失調症とでは、幻聴の性質がある面で異なっています。たとえば、聞き手のことについて話している複数の声や、聞き手の行動を批評するような声は、統合失調症により特徴的です。同様に、病気の経過にも違いがあって、それが目印になる可能性があります。前述したような統合失調症以外の疾患はすべて、精神症状だけでなく身体症状も伴っており、これは、統合失調症では通常見られないものです。統合失調症の初発のように見える患者さんが病院を受診した際には、そのような他の原因をまず除外するのが良い医療の条件であり、他の原因を疑わせるような所見がある場合や、統合失調症の初期症状としては定型的でない面がある場合には、特に重要です。

## 19 統合失調症の患者さんには子供が少ないのですか？

生殖力[*]と繁殖力[*]とは、別物です。統合失調症の人たちは、ひきこもりの症状により伴侶を欲しがらないかもしれませんし、行動異常によって異性の目には魅力的に映らないかもしれません。統合失調症の患者さんは、親しい人間関係を築くのが困難であり、それは異性との関係でも同じです。これは女性より男性の方がよく当てはまり、統合失調症の男性は女性よりも子供の数が少ないことを示した研究もあります。ならば、子供が少ないのに、病気が世の中から減っていかないのは何故でしょう？　繁殖力が低下したりなくなったりしても存在し続けている病気の中には、病気によって生じる不利な面と遺伝的に有利な要因とが関連しているものがあります（たとえば、鎌状赤血球症[*]がマラリアからの感染防御を示すような場合）。ところが、統合失調症ではそのような関連は指摘されていません。したがって、統合失調症が今日なお存在し、発病率が減らない理由はいまだ不明であり、研究者たちも解明できずにいる謎なのです。

＊**生殖力**　子供を産むことが可能な、健康な生物学的状態にあること。

＊**繁殖力**　子供を産むこと。

＊**鎌状赤血球症**　赤血球（通常は円盤状の形をしています）が三日月のような形になってしまう遺伝疾患。

## 20 統合失調症患者がいない社会というのは存在するのでしょうか？

これについては熱い議論が展開されています。E・フラー・トリー（Torrey, 1980）は、『*Shizophrenia and Civilization*』（邦訳『分裂病と現代文明』志村正子、野中浩一訳、三一書房）という著書で、世界の中にある統合失調症が見られない狭い地域やいくつかの孤立した地域について記述しています。とりわけ彼はパプアニューギニア高地について、統合失調症が存在した形跡がない地域のひとつとして取り上げています。しかし、現在パプアニューギニアで活動している精神科医は、トリーが見落としていた症例が何人かいるのは間違いなく、症例を記述した文献もあると述べています。これらの社会をもっと詳細に調査するのは意義深いことでしょう。たとえば、南アフリカのサン族は現存するアフリカ最古の部族であると言われ、他の社会から孤立し、周囲が文明化しても大昔からの狩猟採集文化を守っています。このような部族にも統合失調症が実際に存在することが示唆されていますが、西洋の教育を受けた専門家たちが彼らのコミュニティに入り、彼らの文化に照らしつつ精神疾患が存在するかどうかを調べる、というのは部族のおきてに反するため困難でした。統合失調症が存在しないとされるまれな例が挙げられている一方で、世界保健機構（WHO）による長年の研究により、統合失調症は人類に普遍的で万国共通の病気であることが示唆されています。この事実だけでも、病気の遺伝的な起源についての手がかりになるかもしれません。ヒト*（ホモ・サピエンス）は、およそ十五万年前にアフリカで生まれた種に由来しており、統合失調症の原因がひとつの新しい遺伝子変異によるとはとても考えられません。ある遺伝的疾患が万国共通のものであるためには、その疾患には現代の人類自体と同じくらいの歴史がなければならないのです。複雑な言語を使う能力は、疑いようもなく人間に特有のものであり、また、統合失調症は言語系の生物学的な異常と考えることができるので、言語能力を規定しているひとつないし複数の遺伝子*が、何らかの形で統合失調症に関わっている可能性があります（Crow, 1997; DeLisi, 2001）。

***ヒト（ホモ・サピエンス）**　現代の人類に対する科学的な名称（学名）。

***遺伝子**　遺伝の機能的な単位で、染色体の中の決まった場所に存在します。

# *Part 2*

# 治療は、いつ、どこで、誰が、どうやって行うべきか？

「神の存在など感じられないその礼拝の席で、私はリチウムを服用するのを忘れていたことを突如思い出しました。…（中略）…薬を出そうとしてハンドバッグの中に手をやり、ビンを開けたところ、直後にすべての薬が大聖堂の床にこぼれ落ちてしまいました。床は汚れていて、周囲には大勢の人がおり、私は非常に恥ずかしく、しゃがんで薬を拾い上げることができませんでした」

カンタベリー大聖堂への旅行中のケイ・レッドフィールド・ジャミソン
精神疾患との闘いについて告白した自伝から

## 21 統合失調症の初期症状を治療できるのは、どのような専門家でしょうか？

**現**在、さまざまな種類の医師やセラピストが統合失調症の初期症状の治療にあたっています。アメリカ合衆国や他の似通った国々では、医療サービスの事情により、症状を最初に発見するのは、一般開業医であったり、家庭医、小児科医、あるいは救急救命医であったりします。発症を予期する初期兆候は、青年期特有の情緒的変化と区別しにくいことがあるため、一般開業医や小児科医は、「成長すれば自然に良くなるでしょう」とか、親のしつけがもっと必要です、などと言うことがよくあります。

家族や医療者たちが最初に行動変化に気づいても、精神病が間近に迫っていることを見逃すと、重症化して公の場で問題を起こす若者になってしまうことはよくあります。コロラドのコロンビア高等学校の殺人事件は、間違いなくそのような例でした。二人の少年が、極端な考えや興味を共有して結びつき、妄想的で奇異な状態になっているにもかかわらず、両親や教師たちはほとんど気づいていなかったようです。この少年たちの言動からすれば、重い病気になり始めていることに気づくことは十分可能だったはずです。しかし実際には、彼らは少年用の更正プログラムに入れられ、関わっていたソーシャルワーカーも彼らの病状の悪循環に気づきませんでした。いくつかの似たような学校での事件が、その後ニュースで報じられました。破滅的な事態や自傷他害の行為に至る前に、初期症状を適切に認識することができないことはよくあります。別の有名な出来事として、「ロングアイランド鉄道大量殺人事件」があります。これは十代の若者が起こした事件ですが、事件前の数ヵ月間に急激に妄想的、偏執的になっていったにもかかわらず、周囲は彼の症状に気づかず、ある夜、彼は銃を持ってニューヨークのペン駅で通勤列車に乗り、数人の乗客を無差別に射殺したのです。

精神科以外の一般の医師が、初期の統合失調症の人たちを治療することになるかもしれませんが、初期症状、最新の薬物療法とその適切な量、効果、副作用、薬物療法の開始時期と期間、などに精通している熟練した精神科医によって治療されるのが最善であることは言うまでもありません。

さらに、専門の熟練した精神科医は、経過観察や長期的な治療をどのようにすれば良いかについてもよく知っています。もちろん、これはあくまで理想的な状況と言うべきかもしれません。というのも、アメリカでは統合失調症の人たちの多くが、すぐに健康保険給付金を使い果たしてしまったり、あるいはそもそも保険に加入していなかったりする、というのが現状だからです。訳注 薬や継続的な治療にかかる費用は高く、その上、統合失調症に罹患すると収入の高い職に就けなかったり、正社員として働き続けることができなかったりする場合が多いのです。実際、病気の前駆期は二、三年続くことが多いのですが、その間に失職したり大学を中退したりして、保険を解約されてしまうことも珍しくありません。

〔訳注〕　この点は国民皆保険制度にある日本の事情とは異なる。

## 22 精神科医の診察は常に必要でしょうか、また、どのくらいの頻度で必要でしょうか？

心理療法を行っている一般開業医、心理療法士、ソーシャルワーカーなどが統合失調症の患者さんを診察することがあるかもしれませんが、すでに述べたように、最新の治療法を使いこなせるのは精神科医です。[*]薬物療法が主要な治療法であり、薬を適切に処方できるのは精神科医だけなのです。支持的精神療法、[*]認知行動療法（ＣＢＴ）、家族療法、体内分子療法（ビタミンやミネラルを用いた治療）など、ソーシャルワーカー、心理療法士、臨床看護師たちが行う他の治療法も役に立つのかもしれませんが、症状を軽減できるのは薬物療法しかありません。他の治療法は、薬物療法を補う役割を果たすに過ぎません。そうは言っても、薬物療法がすべての問題を解決するわけでもありません。たとえば、患者さんの中には薬があまり効かない人たちがいますし、不快な副作用が出てしまう人たちもいます。さらに、薬物療法は病気の生物学的な障害を根本的に「治癒」[訳注]させるわけではなく、その効果は症状を抑えるだけであり、これは、アスピリンがインフルエンザの熱や頭痛を抑えるのと同じことです。薬によって症状が安定した後は、心理療法士、ソーシャルワーカー、作業療法師などが社会的治療を行い、統合失調症の人たちの生活の質（ＱＯＬ）を改善させるための役割を果たします。精神科医は、日頃多くの患者さんの診療に当たって

**＊薬物療法**　薬を用いた、病気の治療法。

**＊認知行動療法（ＣＢＴ）**　物事の考え方次第で行動が変わってくる、という原理に基づく、比較的短期間の精神療法です。したがって、この治療法は、破綻を来たす行動につながる思考パターンを変化させることに焦点を当てます。ＣＢＴにはいくつかの異なった技法があります。この治療法は種々の精神疾患に用いられます。言葉の響きとは異なり、患者さん（クライアント）の認知機能や知的能力などを改善させることを目的として訓練する

おり、患者さんの実生活上のニーズに対応したり、患者さんが薬を処方通りに服用しているかとか、他のサービスをきちんと利用しているかなどについて確認したりしている時間はほとんどありません。精神科医以外の専門家は、個々の患者さんの病気の経過を良いものにする上で欠かせない役割を果たしているのです。

## 23 精神科医[訳注]の中に、統合失調症を治療しない医師がいるのはどうしてでしょうか？

少なくともアメリカでは、いくつかの理由で、普通の臨床精神科医は統合失調症の患者さんをほとんど治療しようとしません。その第一の理由は、患者さんが何らかの自傷他害行為に及んで訴訟になり、担当医が責任を問われることになるのを恐れるからです。このような臨床医は、セキュリティの乏しい個人の診療所で診療していることが多く、患者さんの暴力や攻撃が自分たちに向けられることについても恐れています。第二の理由は、統合失調症の人たちは支払い能力が乏しく、ほとんどの場合、定職につい

ようなタイプの治療ではありません。

［訳注］代表的な解熱鎮痛薬。

［訳注］この項目の内容は、日本の事情とはかなり異なっており、日本では統合失調症を治療しない精神科医はほとんどいないし、経済的理由で治療が継続できなくなることもない。

ていないからです。病気の性質によって、就労や保険への加入が困難になっているのです。患者さんが経済的にかなり恵まれた家庭の出である場合でも、親の貯金をすぐに使い切ってしまうことがあります。個人診療所の精神科医たちは、統合失調症患者さんを診察していたら、ほぼ間違いなく赤字になってしまいます。したがって、一般にこのような患者さんたちは、大きな病院で多くの患者さんを抱える医師／精神科医の診察を受け、その後ケースワーカーや精神科ソーシャルワーカーに経過をみてもらうことになります。残念なことに、統合失調症の人たちの多くは、安定した治療環境下に置かれることがなく、急性期病相に対する入院治療が終わると治療を継続しなくなり、実家で親の助けを借りて安全に生活することをやめて目的もなくさまよい、ときには症状がひどくなってホームレスになることもあります。

## 24 保険[訳注]に加入していない場合、あるいは精神科治療を受けることに抵抗がある場合は、どうなるのでしょうか?

今日、アメリカや他のいくつかの国においては、保険に加入していないと健康管理上、重大な支障を来たすことは明らかですが、それでも現行の制度下で医療を受ける望みが全く絶たれるわけではありません。公立病院の救急病棟の中には、急性期治療を行い、その後適当な診療所に紹介してくれるところもあるでしょう。救急病棟にいるソーシャルワーカーは多くの場合、個々の患者さんの居住地域内で利用できるサービスを知っています。さらに、経済状態に応じて支払い額が変わる制度があり、患者さんの支払い能力を超える額は請求しない心優しい精神科医もいますが、このような精神科医はあまりにも少なすぎます。現在、多くの精神科医が、精神疾患への「医療の機会均等」を求めて連邦政府に働きかけています。統合失調症や他の精神障害も、糖尿病や高血圧やその他の慢性疾患と同じように保険の対象とされてしかるべき医学的疾患であることを、国会は認識しなければなりません。しかし、現状はそうではなく、国会に働きかけ、そ

〔訳注〕この項目もアメリカの事情が前面に出ており、国民皆保険制度の日本の事情とはかなり異なる。

うした法案を上院あるいは下院に提出するようにもっていくことは難しいのです。適切な医療サービスを見つける他の方法として、全米精神障害者連盟（NAMI）の最寄りの支部にあたってみることもひとつの手です。NAMIは、すぐに治療しなければいけない場合、どこに行けばよいか教えてくれるでしょうし、ときには家族会員と一緒になって、経験に基づいたアドバイスもしてくれるでしょう。NAMIは、とても困っているときに助けてくれるだけでなく、継続的支援も行ってくれ、それは精神疾患患者をもつ家族にとって大切なものです。

## 25 統合失調症に罹ったら、入院治療を受けなければならないのでしょうか？ もしそうだとすれば、どのくらいの期間でしょうか？

残念なことに、統合失調症の症状に最初に気づいたときには、すでにその人は精神病状態（自傷や他害の行為に及びうるほどに現実認識能力を失っている状態）を呈している、ということがよくあります。このようなケースでは、患者さんが自発的に病院を受診することはめったになく、家族や友人によって強制的に病院へ連れて行かれるか、警察に保護されるかのどちらかです。多くの国、特にとても貧しい国々では、西洋の国々に比べて病院の近代化がかなり遅れており、精神病院に入ると、失踪したかのように二度と戻って来ることができない、などの悪い評判が立っていることもあります。したがって、精神科施設に「収容」されることに対する強い恐怖心が起きるのです。そのような病院は、大抵、設備や職員の配置状況がかなり劣っており、最新の薬物療法を用いた温かみのある治療のための施設というよりは、社会から患者を隔離する施設になってしまっています。私が訪れたエルサルバドルにある国立精神病院もそのような状況でした。驚いたことに、そこでは、精神科医にとって最新の情報を得ることができるはずの図書館に、主要な学術雑誌が置かれていませんでした。十年前のすでに古くなったアメリカ精神医学雑誌（*The American Journal of Psychiatry*）だけが棚に置かれていました。他にアフリカ中央部にある国々では、患者さんたちが自分や他人を傷つけないように、身内が彼らを家の壁やドアノブに鎖で縛りつけているところもあります。何十年も前のことですが、アメリカの精神病院の様子が公にされ、そうした状況は、私が子供の頃に公開された『蛇の穴』やその後の『カッコーの巣の上で』など、一九六〇年代からハリウッド映画にも取り上げられました。実際、『カッコーの巣の上で』に描かれているように、何十年も前にはロボトミーが行われていましたし、患者さんたちは『蛇の穴』にようにむさ苦しい場所に住んでいたのです。しかし、時代は間違いなく変わりました。アメリカや他の先進国における総合病院のほとんどは精神科病棟を持ち、統合失調症患者さんは、薬物療法によって状態が安定するのに必要な期間だけ入院し（通常十～三十日）、その後は、より長期の外来治療に切り替えられるのです。

## 26 抗精神病薬が導入される以前は、どのような治療が行われていたのでしょうか？

統合失調症治療に関する歴史について書いた面白い本が何冊かありますが、その多くは、事実を伝えるだけでなく、精神医学に対する著者たちの偏見をもあらわにしています（Fink, 1999; Whitaker, 2002）。最近イギリスでベストセラーになった、セバスティアン・フォークス（Faulks, 2005）の小説『*Human Traces*（人類の足跡）』は、一世紀以上前の精神疾患を持つ人たちの治療について興味深い歴史的記述をしています。しかし、その一世紀後に作られた、統合失調症は人間独特のものであるという創造的な仮説（Crow, 1997）を紹介するところでは、やや真実を伝えておらず、精神科医にとっては残念なものとなっています。

統合失調症の症状を呈している人たちは、外見や行動がとても変わっているため、いつも社会から外れた存在になっています。その結果、彼らはしばしば「気違い」「狂人」などの言葉で呼ばれてきました。十九世紀後半から二十世紀初めにかけて、あるいはそれ以前にも、このような人たちを都市部から離れた場所に隔離して住まわせるための大きな精神科施設を作ろうとする大規模な運動がアメリカやヨーロッパで起こりました。このように精神疾患を持つ人たちをどのように処遇するべきか、ということが問題にされるようになると、統合失調症は、西洋の文明化のあらゆる過程で、実際、伝染病のように増えているのではないか、と考える人も出てきました（Torrey & Miller, 2001）。しかし、増えているように思えるのは、診断方法や心神喪失*の定義が変化したことによるものであり、何ら科学的な論拠はないと、大部分の研究者たちは考えました。

このような時代の治療法は、大体、社会からの隔離を主な目的としていました。それでも、さまざまな治療が行われ、その中には、拘束する、鎖につなぐ、氷の中に詰め込む、瀉血させる、抜歯するというものさえあったのです。二十世紀後半まで、多くの精神科病棟は、低温の水に患者さんをつからせるための浴室や、興奮した患者さんを他の患者さんやスタッフから隔離することができるように、すべての病棟に隔離室を設けていました。スタッフの恐怖心のために、患者さんがこのような部屋に必要以上に長く入れられていることがよくありました。まれなケースですが、依存性薬物からの離脱症状なのに統合失調症と誤診されたり、心臓病を合併している患者さんが治療中に亡くなったりすることもありました。インスリンショック療法はよく行われました。また抗精神病薬の先駆けとなった薬のひとつにレセルピンというものがあり、これはフェノチアジン系の薬が広まるまで、よく使われていました。

***心神喪失**　精神の不調や病的状態を来たしており、判断力が欠如し、善悪の区別ができなくなっている状態。

さらに、二十世紀半ばまでに、統合失調症を対象とした精神分析治療が広く行われるようになり、一九七〇年代まで、正当な治療法としていくつかの有名な病院——すなわち、カンザス州のメニンガークリニックや、メリーランド州のチェスナットロッジ病院——でよく行われていました。チェスナットロッジは、敷地が美しく、豪華な部屋や食堂、さらには患者さんの運動のための素敵なスイミングプールまで備えた病院で、有名な精神分析医のフリーダ・フロム・ライヒマンによって開発された治療を患者さんに施し、小説『*I Never Promised You a Rose Garden*』（邦訳『デボラの世界—分裂病の少女』佐伯わか子、笠原嘉訳、みすず書房）で、その存在が世間に広く知れ渡りました。症状の改善や、適切な現実感覚を回復するためには、精神分析によって患者さんを乳幼児期の状態にまで退行させ、その後の発達段階を通してゆっくり育てなおす必要がある、というのが病院の方針でした。一九八〇年代にチェスナットロッジは、すべての統合失調症患者さんの治療計画に抗精神病薬を組み込まないと病院の信用を失う、という事態にさらされました。この病院は患者さんをもつ裕福な家族に人気があったのですが、そのようなことで段々と不評となり、最終的に閉鎖されたのです。

## 27 ロボトミーとは何でしょうか？

二十世紀前半、ポルトガルのエガス・モニスは「白質切断術」と呼ばれる新しい技術を開発しました（これによって彼はノーベル医学賞を受賞しました）。この外科的な処置は、側頭葉上方の頭蓋骨に穴を開け、針のような器具を使って前頭葉のいくつかの領域を他の脳組織から切り離すというものです。この処置により、重症の精神科入院患者さんの不安や焦燥、コントロールできない精神的なストレスなどが軽減すると報告されました。すぐ後に、アメリカでフリードマンがこの技術を採り入れ、一九〇〇年代半ばにこの技術の人気がピークに達した頃、数千回の白質切断術（「ロボトミー」*という名前になりました）を実施しました（El-Hai, 2004）。

一九三〇年代後半から一九五〇年代にかけて、ロボトミーはアメリカの

*ロボトミー　脳のひとつ以上の神経路を外科的に分断すること。通常、脳内の前頭葉から視床にかけて走っている神経を

精神病院のいたるところで優れた治療法として受け入れられました。この処置により劇的に症状が改善した患者さんもいましたが、同時にこの処置が拡大使用され、単に看護職員が「厄介な患者だ」と感じるとか、入院生活で他の患者とうまくやっていけないような行動上の問題がある、という理由でロボトミーが行われるなど、乱用されるようになりました。とても裕福で家柄の良い家族でさえ（ジョン・Ｆ・ケネディの娘のような有名なケースでも）、発症した家族の一員にロボトミーを受けさせることに躊躇しなかったのです。

## 28 治療薬の選択肢にはどのようなものがあるのでしょうか？

一九六〇年代以降、*抗精神病薬による治療が統合失調症治療の主流になり、統合失調症を発症した場合、病気の初期からこの治療を受けると予後が良くなることがわかってきました。実際、一九六〇年代に、新しい薬物療法によって、長期入院していた統合失調症の患者さんが精神病院からいなくなり、社会に戻っていったと言われています。しかし、これらの薬

切断します。この処置はいろいろな方法で行われてきましたが、最もよく行われたのは、鼻の上の目と目の間の部分から針を挿入するやり方でした。これによって、前頭葉と他の脳構造とを連結している神経を分断することができます。

***抗精神病薬**　幻覚や妄想といった陽性症状を軽減する効果に優れた薬の総称。これらの薬は、統合失調症以外のさまざまな状態にも、強力な鎮静薬として用いられています。

にはさまざまな重篤な副作用が伴い、臨床的な効果を得るためにどんどん薬の量が増やされました。また、高用量の薬を使っても効果が出ない患者さんもたくさんいました。一九七〇年代には、ヨーロッパでクロザピンという薬が導入され、この薬は通常の薬に反応しない患者さんに対して顕著な効果を持っていました。ところが、クロザピンによって生命に関わる白血球減少症が起こることや、それによるまれな死亡例が報告されると、使用が制限されるようになり、アメリカでは市場から姿を消しました。しかし、一九八〇年代後半までに、アメリカでクロザピンへの関心が再び高まり、クロザピンを服用する前は完全な精神病状態で思考障害のあった人たちが、その後この薬を服用するようになると、正常に戻り、髪型や服装に気を遣うようになり、病院を退院し、就職活動もできるようになった、という驚くべき回復の報告が新聞で取り上げられるようになりました。アメリカで新しい治験が始まり、クロザピンは、抗精神病薬の重大な副作用である遅発性ジスキネジアを起こさないらしいということがわかったので、アメリカ食品医薬品管理局は、この副作用に苦しむ患者さんたちへのクロザピンの使用を認可したのです。クロザピンは、他の薬で効果が上がらない患者さんへの使用に対しても認可が下りました。クロザピンの不利な点は、過去に報告された白血球減少症などの血液疾患を起こしていないことを確認するために、頻繁に血液検査を行い、厳重に経過を観察しなければならない、ということでした。その後、クロザピンは自殺を防止するという特有の効果を持っているのではないか、ということも指摘されました。したがって、今日、統合失調症に対する主要な治療薬としてのクロザピンの価値を見過ごすわけにはいきません。この薬が再び使用されるようになってから、重大な白血球減少症の症例や死亡例は報告されていません[訳注1]。

その間、多くの製薬会社が、神経化学的なメカニズムはクロザピンに似ているけれども、血液系への毒性がより少ない、新しい統合失調症の治療薬を開発してきました。これらの薬の中には、すでに市場に出て、この十年来使われてきたものもあります。これらの薬は第二世代抗精神病薬、あるいは「非定型抗精神病薬」と呼ばれ、ヤンセンファーマのリスパダール（一般名リスペリドン）、リリー[訳注2]のジプレキサ（オランザピン）、アストラゼネカ[訳注3]のセロクエル（クエチアピン）、ブリストルマイヤーズ・スクイブ[訳注4]のエ

［訳注1］二〇〇八年一月の時点で日本ではいまだクロザピンは承認されていないが、治験は行われ、近く日本にも導入されることが期待できる。

［訳注2］日本では日本イーライリリー社。

［訳注3］日本ではアステラス製薬。

［訳注4］日本では大塚製薬。

ビリファイ（アリピプラゾール）、ファイザーのジオドン[訳注5]（ジプラシドン）などがそれにあたります。それぞれの薬ごとに用量や力価は異なりますが、概してこれらの薬は、セレネース（ハロペリドール）、コントミン（クロルプロマジン）、メレリル[訳注6]（チオリダジン）、ナーベン[訳注7]（チオチキセン）などといった前の世代の薬に比べて、効果は同等であるが、副作用の頻度がはるかに低く、耐毒性が高いのです。

〔訳注5〕日本では未承認。

〔訳注6〕日本では発売中止。

〔訳注7〕日本では発売中止。

## 29 治療薬の副作用にはどのようなものがあるでしょうか？

大きな注目を集めることになった、非定型抗精神病薬の二つの副作用は、特にジプレキサにおいてよく見られる重度の体重増加と、糖尿病のような糖代謝に及ぼす影響です。それぞれの製薬会社は、競合している他社の薬に比べて自社の薬は副作用が少なく、多くの症状に対してより効果的である、などと謳った研究結果を報告するでしょう。しかし、このような報告にどのようなバイアスがかかっているかを指摘するのは困難です。したがって、アメリカ国立精神保健研究所は、効果や副作用を比べるため、数種類の非定型薬と一種類の従来薬を用いた、CATIE（抗精神病薬による治療介入に関する臨床試験）と呼ばれる大規模な多施設比較試験に資金を投じました。驚くべきことに、データ分析の初期段階では薬による違いはほとんど出て来なかったのですが、近いうちに、いろいろな研究結果が報告されるでしょう。

非定型薬の効果がはっきりと証明されてきたため、アメリカでは、ハロペリドールやクロルプロマジンなどのような従来薬はこの数年あまり使われなくなっています。しかし、他の国々の中にはいまだに主として従来薬を使っている国もあり、そのためこのような国々では、現在なお運動系の副作用が見られます。主に従来薬は、パーキンソン病に似た副作用（手の震えや体の硬直）を起こし、特に深刻な副作用として、手足や舌の顕著な不随意運動（意思の力でコントロールできない動き）である遅発性ジスキネジアが出現することもありました。これは、服薬を中止すると改善することもありましたが、多くの場合そうはいきませんでした。また、いったん薬をやめて、その後再開すると、遅発性ジスキネジアはさらに悪化することが多かったのです。この厄介な症状は、身体的障害だけでなく、外見的にも奇妙に映るため、スティグマを受ける原因となることから、広く恐れられてきました。他の副作用には、鎮静、めまい、低血圧、性欲減退、肝障害などがあります。新しい非定型抗精神病薬については、このような副作用が問題になることはないようです。

## 30 副作用への対処法にはどのようなものがあるでしょうか？

コゲンチン[訳注]やアーテンなどの薬（抗コリン性かつ抗ヒスタミン性）は、抗精神病薬の副作用である手の振戦や体の硬直の改善のために用いられますが、それでも、古い薬を服用している患者さんの多くには、副作用が残ります。新規の非定型抗精神病薬の副作用である体重増加や代謝への影響に対する治療法は、現在開発中です。

［訳注］35頁訳注参照。

## 31 薬物療法の代わりとなる治療法はあるのでしょうか？

薬物療法の代わりとなるような治療法があると私には思えませんし、いわゆる代替療法と言われるものの広告は人々を誤った方向に導くものです。別の治療法があるとすれば、それは補助的な治療法に過ぎません。そうしたものの中には、ビタミンや栄養物のサプリメントのように全く効果がないものもありますし、認知行動療法（ＣＢＴ）のように多少効果があるものもあります。

## 32 認知行動療法（CBT）とはどのようなものでしょうか？

ＣＢＴは、多くの情緒的、行動上の問題に対して、人気のある治療法になってきました。統合失調症では、症状が安定したけれども、薬物療法では軽減しない機能障害が存在するようなとき、薬物の補助療法としてよく使われるようになってきました。さらに、イギリスのマンチェスターで行われた研究では、前駆期に治療すれば、ＣＢＴ単独でも統合失調症の発症を遅らせることができる、という主張がなされています。しかし、これが正しいかどうかは、今後、他の研究によって確認される必要があります。綿密に行われたいくつかの研究によって、CBTの効果が立証されており、この治療法は特にイギリスでよく使われていますが、アメリカでも心理士がこの治療法を用いています。

CBTは、行動と認知という二つの要素から成り立っています。行動療法は、問題となる状況とそれに対する当事者の反応との間の結びつきを弱くするものと考えられています。この反応には、恐怖、憂うつ、怒りなどの情緒的なもの以外に、自己破壊的な行動や自傷行為などがあります。他方、認知療法は、思考パターンを変えることに焦点を当て、情緒的反応やそれに伴う行動を治していこうという治療法です。CBTは、うつ病、パニック障害、不安障害、恐怖症などに対して用いられ、成果をあげています。統合失調症におけるCBTの理論的根拠は、この病気では不合理な考えが数多く出現するため、患者さんが容易に習得できるこの技法によって、これらの考えが患者さんの日常生活に与える悪影響を軽減できるだろう、というものです。CBTを用いる治療者は、患者さんに思考パターンが歪んでいることを気づかせ、その後「認知の再構築」と呼ばれるプロセスによって、患者さんがこのようなパターンを変えられるように訓練します。これは力動的な精神療法とは異なります。力動的精神療法は、どうして自分がそのように行動してしまうのかを患者さんに理解させ、この理解が進めば行動も変化する、ということを想定しています。ＣＢＴは、自分の行動様式についての理解を促すのではなく、行動に変化をもたらすための行動修正の技法を用います。この技法の中には、患者さんが困難な状況に出会った際に新しい反応を試してみるように促し、行動上の宿題を与えるものがあります。他の技法には、「認知リハーサル」と呼ばれるものがあり、これは、患者さんが困難な状況を想像し、彼らがその状況に対処できるように治療者が導いていくというものです。患者さんは、自分の思考や感情、行動を日記につけることもありますが、これは統合失調症の患者さんには難しいかもしれません。治療者は、条件付け（適応的な振る舞いができると報酬を与えて強化する）や、恐怖心からの系統的脱感作などの技法を用いることもあります。他の種類の精神療法に比べると治療期間は短く、通常十六週間以内です。ＣＢＴは保険医療の対象となることが多いですが、統合失調症へのCBTについてはまだ保険適応になっていないことが多いようです。アメリカではいくつかの機関がCBTを専門に行っています（ニューヨークのアルバート・エリス研究所［http://www.rebt.org］、ペンシルバニア州のベック研究所［http://www.beckinstitute.org］、西ヴァージニア州の全国認知行動療法協会［http://www.nacbt.org］）。イギリスでは、ニューカッスル・アポン・タイン大学のダグラス・ターキングトン博士や、ロンドン精神医学研究所のティル・ワイクス博士などが、CBTの本を執筆しています（Kingdon & Turkington, 1995; Reeder & Wykes, 2005）。

## 33 治療に有効な食べ物はあるでしょうか？

残念なことに、食べ物の中に含まれている成分（糖分、人工甘味料のアスパルテーム、農作物にまかれた殺虫剤などの過剰摂取、または魚油*の不足など）が統合失調症の原因になるのではないか、と長年にわたって主張している人たちがいます。食事を変えれば体内から毒素を排出できると主

*魚油　オメガ-三脂肪酸のことで、神経系を構築するのに重要な物質です。神経系が適切に機能

張し多くの支持者を集めた団体が、あろうことか、統合失調症の患者さんたちに、抗精神病薬による治療をやめるように促したこともあります。これらの団体に救いを求めた家族も多くいましたし、自分たちの身内の病状がとても重く、薬物療法によるコントロールが難しい場合などは、特にそうでした。こういった団体は、厳密な研究や治験によって裏付けられていない治療法を行おうとするので危険です。今日、このような代替療法を奨励しているウェブサイトは沢山あります。

## 34 ビタミン剤や魚油はどうでしょうか？

残念なことに、一般の人たちの模範としての役割を担うべき有名人たちにもまた、このような目新しい治療法に飛びつき、それを宣伝するような傾向があります（たとえば、『スーパーマン』のシリーズなどに出演した、映画スターのマーゴット・キッダーなど）。マーゴットは、一般にも広く知られていますが、重症の精神病エピソードを数年前に経験し、これによってしばらくの間ホームレスになりました。彼女は、薬は解決策にはな

するためには、これらの脂肪酸が豊富に存在することが必要です。これは市販されている商品で、さまざまな純度のものが健康食品の店で売られていて、多くの病気への「万能薬」と称して宣伝されています。しかし、そういった宣伝内容のほとんどは、科学的に立証されたものではありません。

らなかったと主張しています。最近彼女は、有名なテレビ番組のトークショーに出演し、ビタミンやミネラルの治療によって自分の症状が消失した経緯について詳細に話し、この治療法を紹介してくれたエイブラム・ホッファー博士は命の恩人です、と語りました。ホッファー博士は、ビタミン混合物を用いた治療法でよく知られていますが、この治療の有効性が科学的に実証されたことは一度もありません。それにもかかわらず、カナダのサスカチュワンでは何年もの間、彼の治療を信奉する人たちが沢山いました。彼の治療の根幹は、ビタミン$B_3$（ナイアシン）の大量投与です。これは、ナイアシンが、体内の多様な代謝経路を促進する上で重要な補酵素であるニコチンアミド‐アデニンジヌクレオチドに変換される、ということに基づいています。ナイアシンはまた、抗ヒスタミン（抗アレルギー）作用という性質も持っています。つまり、ホッファー博士の説は、「脳アレルギー」が、統合失調症行動をある程度引き起こしている、というものなのです。彼によれば、糖分やスナック菓子を代謝するためには多くのナイアシンが必要になるため、これらの摂取を制限することも彼の治療法に含まれています。さらに彼は、統合失調症の患者さんは脳内で幻覚剤として働く物質を産生しており、ナイアシンは体内のこの毒素を減らす働きを持つ、と主張しています。要するに、ホッファー博士の主張を裏付ける科学的な研究は存在しない上、この治療法が良いと主張したり本を執筆したりすることにより、彼は統合失調症の人たちに対し、総じて有害無益なことをしているのです。

他にこの分野のパイオニアと考えられている一人に、最近死去したデービッド・ホロビンがいます。彼の研究領域は、人体に不可欠な油であるオメガ-3由来のγリノレン酸（GLA）の臨床的使用についてでした。GLAはマツヨイグサ、ルリジシャ、クロフサスグリの種に含まれています。彼は、神経系の病気を治療する際のGLAの有用性を最初に主張した一人でした。彼は生前、スコットランドにあるスコシアファーマ（後のラクスデール社）を設立し、*Medical Hypotheses* や *Prostaglandins*、*Leukotrienes*、*Essential Fatty Acids* などの学術雑誌を創刊しました。また、統合失調症治療にマツヨイグサの油を精力的に導入し、会社の代表として、高名な大物科学者たちに対し、この油の治験を行うよう活発に働きかけました。これまでのところ、通常の治療では一部症状が残ってしまう患者に対して、この油を従来薬の補助として用いると、弱いながら効果があることを示した小規模な研究もあります。しかし、多くの研究においては、そういった効果は確認できていません。彼は二〇〇三年に悪性リンパ腫のため亡くなりましたが、そのとき、彼自身の治験の成否は結論が出ておらず、道半ばでした。彼は人を惹きつけることに長けており、説得力がありましたが、その早すぎる死の後、彼の仮説をそれ以上調査しようとする支持者はほとんどいなくなりました。

## 35 精神療法は役に立つのでしょうか？

精神療法*には、いろいろな種類のものがあります。精神療法を受ける主な動機は、その人が家族や友人との関係、または職場などにおいて、自分ではうまくやっていくことができず、そのような生活の質を改善したいと願うためでしょう。統合失調症の人たちにとっていちばん助かるのは、実際的な事柄を手伝ってもらうことです。集団療法は、本人の状態を改善させるだけでなく、社会との橋渡しとしても有効です。このような患者さ

***精神療法**　心理学的手法による、精神的・情緒的な問題の治療。

んたちに対して最も役立つ種類の精神療法とは、長期にわたる抗精神病薬治療の補助となり、彼らが日常生活において困難な状況を切り抜ける際の助けとなるものです。褒めたり、励ましたりすることによって、到達可能な目標を達成する方法を身につけることは、洞察を志向する力動的精神療法よりもずっと有益です（力動的精神療法は精神病症状のない患者さんにとっては重要な治療法です）。このような治療を行うのは、精神科ソーシャルワーカーが最も適任かもしれません。

## 36 家族療法は役に立つのでしょうか？

家*族療法は、一九七〇年代に人気のピークを迎えた、多くの力動的な治療法の中から生まれました。家族療法には二つの重要な考え方があり、ひとつは、家族内にコミュニケーションの障害があって、その影響を受けた人が混乱状態に陥り、結果として統合失調症の症状が起こってくる、というものです。もうひとつは、患者さん個人ではなく、家族全体がひとつの単位として治療の場面に参加すべきだ、というものです。概して、家族療

***家族療法**　家族全体を治療の対象とする治療法で、いくつかの技法があります。

法の運動によって、家族の安寧が壊され、治療者と治療を受ける人たちとの間に亀裂が生じました。統合失調症の子を持つ親たちは、自分たちに多少なりとも責任がある、と直接ないし間接的に告げられましたが、彼らはそんな風に責められることを望んではいなかったのです。家族は、家族の一員が重い精神疾患を発症したとき、どのように対処すればいいかについて助けてもらいたいのです。ですから、家族療法は患者さんの家族と医療スタッフとの関係にひずみをもたらしました。その後、家族が再び医療スタッフを信頼し、統合失調症の患者さんに不可欠な薬物療法の継続をサポートするようになるまでに、多くの年月が必要となりました。

## 37 薬はどのくらいの期間、飲み続けなければならないのでしょうか?

**統**合失調症の薬を服用するのは、高血圧の薬を服用するのに似ています。精神病の病相を一回経験しただけの場合は、その後一年間症状が出なければ、服薬なしで注意深く経過を観察していけばよいでしょう。しかしこのようなケースの実に九十%において、その後五年の間に病気が再発します。したがって、一般に治療は長期に及ぶものになり、症状が出現してから十年間は治療が必要と考えられています。何らかの症状が残っていれば、たとえそれが残遺症状としての陰性症状であっても、服薬を続けるべきです。回復していけば、薬は数年の後に徐々に減量し、最終的に中止することもできるでしょう。再発を予防するための服薬をどのくらい続けなければならないのか、また、どのような患者さんなら途中で服薬をやめることができるのか、といったことを予測するための研究は、まだ十分になされていません。

## 38 電気けいれん療法は統合失調症に使われるのでしょうか？

電気けいれん療法*（ECT）は、統合失調症やうつ病の治療に使われますが、長い間、悪評を買ってきています。病院の中にはECTの使用を認めていない所もありますし、ECTを施行する医師は、通常の医師免許とは別の資格が必要で、病院にも資格が必要です。訳注 実際、もしECTを勧められたなら、それを施行する人の資格があるかどうか調べたほうがよいで

*電気けいれん療法（ECT）　脳に一連の電気ショックを与える治療法で、通常はうつ病に対して用いられ、一定期間内に数日の間隔をあけて何度か行われます。どう

しょう。ＥＣＴは、抗けいれん薬を投与してから行うと、実際にはかなり安全です。しかし、統合失調症への有効性については議論が分かれています。ＥＣＴ施行後の長期間の経過を明らかにした研究はほとんどなく、たとえ急性期の病相は鎮静化されたとしても、再発予防にならないのは確かです。したがって、その後は抗精神病薬による維持療法が必要になります。しかし、抗精神病薬ではなくＥＣＴを治療の第一選択として行う理由のひとつは、薬の副作用を避けるためです。とはいえ、これは、比較的副作用の少ない新しい治療薬が登場した今日、重要な論点ではなくなりました。ＥＣＴの副作用のひとつは記憶喪失で、これは永続的なものかどうかわかっていません。統合失調症の患者さんが、通常の薬物療法には反応しない抑うつ状態や躁状態を呈しているとき、あるいは暴力的になっているときなどに、切り札としてＥＣＴが用いられるというのがより一般的です。

ＥＣＴの有名な権威であるマックス・フィンク（Fink, 1999）は、ＥＣＴの使用についての有用な本を書いています。その中で彼は、「思考障害」と名づけた症状に対する、ＥＣＴの有益な効果について記述しています。彼の言う「思考障害」とは、幻覚や妄想、解体した会話などの症状のことで、

いったメカニズムで効果を発揮しているのかはわかっていません。しかし、この治療を行うときは麻酔をかけるので、危険性や痛みはありません。唯一の副作用は、治療後に起こる記憶障害です（訳注：記憶障害は一部の患者に起こることがあるが、大部分のケースでは起きない）。

〔訳注〕日本ではこのような規制は今のところない。

主に統合失調症に起こるものですが、ほかの病気でも起こることがあります。しかし、これらの症状を軽減するために必要なＥＣＴの施行回数（十五～二十五回にも及びます）は、うつ病において必要な回数より多いですし、また、ＥＣＴの効果が出るまでにかかる時間も、より長くなるかもしれません。さらに、ＥＣＴは繰り返し行わないと、再発することが多く、少なくとも半年間の継続的な治療が推奨されています（Fink, 1999）。精神科医や患者さんの家族が「ＥＣＴは効かなかった」と決めつけてしまう場合、効果自体が乏しいというより、継続して行わなかったことが原因であることもあります。ＥＣＴと抗精神病薬とを組み合わせると、どちらか単独の治療よりも効果的かもしれません。フィンク博士はそのメカニズムについて、ＥＣＴは、薬が神経細胞の膜に入り込む能力を高めることで、その生理学的効果を発揮できるとしています。それなら患者さんは薬の服用量が少なくて済み、副作用も出にくくなるかもしれません。それでも今日、統合失調症の治療にＥＣＴを用いる精神科医はほとんどおらず、研修医のときにＥＣＴを使うトレーニングを受けていない人が多いのです。[訳注]

〔訳注〕　日本では精神科研修医のトレーニングの必須事項である。

## 39 統合失調症の研究に参加することの利益と不利益があるとすればそれは何でしょうか?

大学などの主要な研究機関の多くに、統合失調症の研究を行っている精神科医がいます。現在のところ、ほかの病気に比べて統合失調症についてはあまり多くのことがわかっていません。したがって、十分な公的研究費を受けて、いろいろな研究を続けていく必要があります。統合失調症についての学説は多数ありますが、今のところ、統合失調症に対する生物学的な検査はなく、統合失調症に特異的な症状は見つかっておらず、発症を避けるために講じることのできる予防策もない、というのが現状です。わかっているのは、統合失調症には何らかの遺伝要因が関与していること、通常は思春期後半から成人早期に発症すること、病気のある側面において性別による違いが見られること、処方通りに継続的に服薬すれば妄想や幻聴などの症状が改善しうること、くらいです。病気の原因を標的とした薬の開発や、病気が長期化するのを防ぐ治療法の発見のためには、どうしても研究が必要です。研究に参加しても、その参加者に直接的な利益がないのが普通ですが、将来的には、病気を発症する多くの人々の利益になる可能性があります。しかし、通常、研究者はその分野の専門家であり、最善の治療を受けるための場所や方法を知っているため、研究に参加すれば、参加者やその家族はよりよい治療を受けられるようになります（必ずそうであるとは限りませんが）。治療の機会が得やすくなり、また、家族の他のメンバーの病気を早期に発見することができるかもしれません（これは良好な予後につながります）。国立精神保健研究所は、ホームページ上でいろいろな研究を載せています。研究者たちはクリニックや病院、さらには全米精神障害者連盟（ＮＡＭＩ）のような支援団体などで参加者を募っていますので、このような研究（大抵、危険は伴いません）の一部にでも参加してみたいと思われる方は、参加が可能です。[訳注]

〔訳注〕訳者らも研究への参加者を募集しています。訳者あとがきをご参照ください。

# *Part 3*

# 遺伝以外の危険因子について

「科学の神秘は、数字が究極の客観性をもった基準だということです。確かに、人は社会的な特性を度外視して、脳の重さを量り、知能を数値化することができます。厳密で標準化された方法に基づいて得られた数字によって順位が示されれば、たとえそれが、最初からそうではないかと思っていたことにお墨付きを与えるものであっても、現実をよく反映したものに相違ないのです。…(中略)…量的なデータが、科学のほかの側面と同様に文化的な縛りを受けるとしたら、もはやそうしたデータは、最終的な真実について何も主張できなくなるのです」

スティーヴン・ジェイ・グールド『*The Mismeasure of Man*』一九八一

## 40 出生時の産科合併症は統合失調症の原因になるのでしょうか？

出生時の産科合併症（胎生期*から出生後早期まで）が統合失調症と関係するかどうかについての研究報告は、以前から数多くなされてきました。しかし、ある特定の合併症によって統合失調症が起こる、という報告はありません。関係すると言われているのは、妊娠時の出血、妊娠中期の母体のインフルエンザ感染、未熟児での出生、遷延分娩などのさまざまな合併症の総和についてです。多くの産科合併症は発達中の脳に一過性の低酸素症を起こしますが、それが特定の発達段階に起こると、その後脳が完全に成長したときに統合失調症になりやすくなるのではないか、という仮説を提示した研究者もいます。特に、海馬*の細胞は出生前後の合併症の影響を最も受けやすいと考えられており、海馬などの細胞の成長が重要な時期に妨げられるのかもしれません。しかし、これらは証拠のない説に過ぎず、産科合併症を持って生まれたことと、後の統合失調症発症との間に何ら関連がないことを示した優れた研究がすでにあることも事実です。片方だけが統合失調症を発症した同胞ペア訳注を調べたところ、発症した者としなかっ

*胎生期　受精から出生までの期間。

*海馬　脳内の比較的小さな構造物で、側頭葉の奥深くに存在し、記憶にとって非常に重要な場所だと考えられています。その独特の形のために、この名前がつきました。

[訳注]　兄弟や姉妹のこと。

た者との間で産科合併症の頻度に差がなかったことを示した研究が少なくともひとつあります。そうなると、これらのデータからどのような結論を導き出すことができるのでしょうか？　まず、産科合併症を調べる研究は、比較のための対照群を選ぶ際や産科合併症の病歴を調べる際、さまざまな方法を用いています。しかし、対象群の産科合併症について比較する場合には、比較する対照群の社会的地位や性別が対象群のそれと一致している必要があります。健康な同胞と比較する場合のように、これらを一致させれば、産科合併症と統合失調症との関連は、あまりはっきりしなくなるのです。同様に、お母さんから産科合併症の病歴を聴取しても、そこには主観が入ってしまい、実際、健康な子供より統合失調症のような慢性疾患を発症した子供に産科合併症があったことをよく思い出す傾向があるということがわかっています。したがって、より信頼できる研究を行うためには、大きな出生集団を対象として、出生時から体系的に管理されたデータを用い、将来の統合失調症の発症を追跡するような種類の研究をしなければなりません。これらの条件を満たす研究がイギリスとアメリカでいくつか行われましたが、全体として関連があるともないとも言えない結果でした。

産科合併症を経験している成人の大部分が統合失調症を発症していないことを考えると、これらの合併症は統合失調症の重要なリスク要因にはなっていないのではないか、と思われます。そのような合併症を経験したお母さん方も、お子さんが他の子に比べて将来統合失調症になりやすいのではないか、などと心配しなくてよいのです。小児科医にとっても、そのような警戒は無用です。[訳注]

## 41 特定の文化や人種と統合失調症の発症とは関係があるのでしょうか？

この質問に対する答えは、ほぼ確実に「いいえ」です。スティーヴン・ジェイ・グールドが『*The Mismeasure of Man*』（邦訳『人間の測りまちがい』鈴木善次、森脇靖子訳、河出書房新社）という著書の中で、たとえば頭の大きさと知能の関連のように、一見客観性を持った量的なデータが、社会的な偏見のために好ましくない特徴と関連付けられることがある、ということを示しました（本パート冒頭の引用を参照）。統合失調症と低所得階級との関

［訳注］　本書の著者と異なり、産科合併症が統合失調症のリスクを高めることを認めている研究者は多い。しかしたとえば、産科合併症が統合失調症のリスクを二倍高めるとすれば、統合失調症は人口の一％に発症するため、産科合併症をもっても、その中で統合失調症を発症する率はわずか二％に上がるに過ぎない。したがって、ここに書かれているように産科合併症をもつからといって、統合失調症を発症することを警戒することは無用であることも確かである。

連を報告した研究があったり、いくつかの国では、統合失調症と診断される人が他の集団より多いという報告もあります。ある人種や文化的集団において、そうなる理由はたくさんあります。まず、診断を行う精神科医は、自分と文化や言語が違ったり、それが十分理解できなかったりするため意思の疎通が十分に行えない人たちに対して、他の精神疾患よりも統合失調症と診断することが多い傾向にあります。たとえば、アメリカや他の国における宗教団体の中には、とても感情的な礼拝を行い、「神との交信」をする際には、第三者には急性精神病のように映るものもあります。偏執的妄想症が正当化されるような政治的・歴史的背景をもつ文化もあります。このような例はいくらでもあります。しかし、世界保健機構は、多施設での発症率研究を行い、統合失調症は多種多様な文化の違いを越え、かなり似通った発症率で世界中に存在することを示しました。そのほか、パプアニューギニア（以前の報告では、統合失調症は存在しないとされていました）、オーストラリアの先住民アボリジニ、さらには南アフリカで古代から孤立してきた種族であるサン族、などにおいて統合失調症が存在することを示した研究もあります。実際に、統合失調症はおそらく世界中のどの民族にも存在するものと考えられます。というのも、統合失調症の起源は、現人類ホモ・サピエンス自体の誕生時にまで遡ることができるからです。統合失調症についての偉大な思想家の一人であるクロウは、統合失調症を「言語に対してヒトが支払った代償である」と述べました(Crow, 1997)。つまり、統合失調症とは、人間特有の遺伝的な変化――それは、複雑な言語を使ってコミュニケーションを行う能力を与えたという点で、人類を他の霊長類から区別しました――が極端な形で表れたものではないか、ということです。

## 42 家族関係が悪いと統合失調症になる、ということがあるのでしょうか？

この質問に対する答えは間違いなく「いいえ」であり、このような迷信は根絶されねばなりません。何年か前に、精神科医や心理学者の間で、統合失調症の原因には、母親の育て方のまずさや「統合失調症を作り出す母親」(このような言葉もありました)が関係するのではないか、という考えが流行していました。この言葉は、肯定と否定とが入り混じったようなメッセージを与えて、子供に病的な両価性や混乱を起こさせるような母親のことを意味します。しかし、この概念は、厳密に統制された研究に基づいておらず、当時の力動的精神医学を専門とする数人の権威ある精神科医の主観的な観察に基づいていたのです。その他、「感情表出」という用語をこの分野に導入し、家族内の感情表出が大きいほどその個人が精神病を発症しやすい、というデータを出した研究グループもあります。しかし、この感情表出と発症との関連については、患者が本来の病気によって危機的状況に陥る頻度が高ければ、それに対処しなければならない家族のフラストレーションも高まり、したがって感情表出も大きくなるということなのではないか、と反論されています。せいぜい言えることは、優しく、安心でき、保護的、支持的な家族は、破壊的で支持のない家族環境に比べると、統合失調症に苦しむ本人により良い結果をもたらすための助けになるのではないか、ということです。[訳注]

〔訳注〕感情表出は発症と関連するというより、再発と関連があると言われており、患者に批判的な感情表出をしない方が再発しにくいと言われ、日本では家族教育などで重要視されている。

## 43 他の国からの移住についてはどうでしょうか？

イギリスやオランダにおいて、アフリカ系カリブ人などの移民やその子孫は、移住先の外国文化の中では統合失調症を発症する率が高い、というとても興味深い研究結果が報告されました。現在のところ、この現象の原因ははっきりしていません――すなわち、それが遺伝なのか環境によるものなのか、あるいはデータ収集の際に生じた偏りに過ぎないのか、わかっていないのです。しかし、外国での生活に経済的、社会的に適応していくことが難しいと、その後の人生においてあらゆる種類の心の問題が起こってくる十分な土台となりうるのは確かです。とはいえこういった報告があるにもかかわらず、新しい土地へ移住した人たちの大部分は統合失調症を発症しません。アメリカ合衆国やオーストラリアのような、長期間にわたって移住してきた多数の異なった民族集団から成る国でも、それによって統合失調症が増加したという報告はないと言えます。

## 44 都会より田舎に住むほうが発症しにくいのでしょうか?

疫[訳注]学調査の中には、同じ国の中でも都会では田舎より統合失調症の有病率が高い、と報告しているものがあります。同様に、先進国と発展途上国とを比較すると、統合失調症の発生率は同じでも、有病率は発展途上国の方が低い可能性があります。これは、都市と田舎の違いに似ています。このような違いが起きる理由にはさまざまなものが考えられますが、これは急性期の精神病病相の経過に関係していると言えるでしょう。一般に、田舎や発展途上国では、二世帯以上の家族が一緒に、あるいは近所に暮らす傾向があり、このため精神疾患を持った人への情緒的なサポートがより得やすくなります。また、このような環境では、精神疾患を患う人たちがより寛容に受け入れられ、他者と無理に交わらずに一人でいられる空間も得やすい、という傾向もあります。そういった環境では、病院などの治療施設に入らずにやっていくことが容易になると思われます。暴力的な行動がなくなり穏やかになれば、統合失調症が治癒したとみなされますし、本人の病的な内面世界は寛容に扱われるだけでなく、気づかれにくいのです。

〔訳注〕集団を対象とし、病気の原因や発生条件、有病率などを明らかにする調査。

しかし、だからと言って、統合失調症を発症した人は田舎に住むほうがよい、ということではありません。精神科医や精神保健福祉スタッフなどは、都会の方が充実しており、最新の治療法を含めたよりよい医学的治療を受けることが容易なのです。

## 45 統合失調症は感染するのでしょうか?

かつて、好奇心の強いロシアの医師が、モスクワ市民を対象とした疫学調査を行い、特定の近隣住民たちの間に統合失調症が蔓延している、と主張しました(Kasanetz, 1979)。トリー(Torrey, 1980)は、『*Shizophrenia and Civilization*』(邦訳『分裂病と現代文明』志村正子、野中浩一訳、三一書房)という著書の中で、アイルランドの州の中に統合失調症の集落があると述べ、統合失調症は感染性があり、人から人へと広がっていくのではないか、と主張しました。しかし、クロウとドーン(Crow & Done, 1986)は、数多くの統合失調症の同胞を対象とした決定的な研究を行い、ともに統合失調症を発症していた同胞は、同居しているにもかかわらず、発症時期は関連せず、むしろ発症年齢が関連していることを示しました。もしある疾患が感染するならば、同居している二人の発症時期は、比較的近接しているはずです。そうではなく、その二人が同じ年齢で発症しているようなら、その発症は、発達や遺伝などの他の要因によって前もって規定されていることになります。したがって、感染症説は根拠がなく、ほとんど過去の遺物となりました。

## 46 ウイルスは統合失調症の原因になるのでしょうか？

感染性の病原体が、病気を直接うつすわけではないが、病気の原因となる場合があります。一九〇〇年代初期のメニンガーの時代には、ウイルスが統合失調症を起こすのではないか、という考えがありました。カール・メニンガー（Menninger, 1926）は、インフルエンザが爆発的に流行した一九一八年に、統合失調症の入院者数が増加したことを報告しました。それから時が過ぎ、統合失調症のウイルス仮説は、特にトリーとピーターソン（Torrey & Peterson, 1976）によって再び日の目を見ることとなり、現在なお一部の研究者たちの関心を引いています。インフルエンザウイルス以外にも、サイトメガロウイルス、ヘルペスウイルスⅠ、Ⅱ、ＥＢウイルス、トキソプラズマ、人間に特異的に感染するレトロウイルスなど、統合失調症との関連を示唆されてきたウイルスは沢山あります。しかし、これらの研究結果は、その後の研究によって一致した結果が得られておらず、統合失調症患者さんの死後脳から活動性を持ったウイルスの一部が分離された、というような決定的な証拠もありません。これらのウイルスについて最も広く認められている説は、母体が妊娠中期、すなわち高次脳皮質中枢の発達にとって決定的に重要な時期に感染すると、その子供が将来統合失調症を発症しやすくなる、というものです。しかしこれも単なる一説に留まっており、この説を支持する確かな証拠はまだありません。

# Part 4

## 遺伝的リスクについて

「メンデルは、遺伝について解明するため、ありふれたエンドウマメの苗木から花粉と卵細胞との戻し交配実験を丹念に行った。メンデルは、…(中略)…自身の発見を一八六五年に二部からなる講義録にまとめた。…(中略)…それは彼の残りの人生においてほとんど無視されていた。しかし、一九〇〇年五月、ベイトソンによって再発見された。メンデルの説をめぐる論争が起きたその一世紀近く後になって、ようやく現代遺伝学が登場したが、世界の仕組みに関する現代的理解のほとんどすべての部分——すなわち、親と子孫の関係や、あらゆる生物の間の共通性など——は、どういうわけか一九〇〇年の春に起きたこの驚異的な飛躍にまで遡ることができる。当時はあらゆることが可能だったのだ」

ロビン・マランツ・ヘニッグ『*The Monk in the Garden*』(Henig, 2000)

## 47 歴史からの教訓は？

「遺伝子」、「遺伝学」、そして特定の遺伝様式という考え方は、一八〇〇年代後半から一九〇〇年代前半にかけての発見から生まれてきたもので、これによって「遺伝学」という分野が誕生し、次第に今日知られている科学へと進化してきました。しかし、それとともに、「優生学」という概念（すなわち、遺伝的な欠陥によって望ましくない特徴をもつようになるのであれば、そういった特徴をもつ者を社会から排除するべきである、という考え）も生まれました。その社会にとって「不適当」とみなされた人たちを断種するというやり方が受け入れられるようになり、この中には知的発達障害や精神障害の人たちも含まれました。この時代のことについてはほとんど公表されていませんが、今では分子遺伝学研究の優れた拠点となっているコールドスプリング・ハーバー研究所（ニューヨークのロングアイランドにあります）は、当時アメリカでの優性学運動の温床になっていました。二十世紀半ばのユダヤ人大虐殺は、近代に行われた人類の残虐非道な行為の中でも最もひどいもののひとつに数えられる出来事です。それは、先祖がユダヤ人であるというだけで、そのような人々を皆殺しにする計画でした。しかし当時、精神病院ではドイツ人精神科医が少なからず関与して、精神病患者さんを抹殺していたのですが、それについてはほとんど公表されていません。一九三八年から一九四〇年の間、ドイツの中だけで少なくとも五つの主要病院が、ガス室とそれに連結した焼却炉を装備していました。そのような目的に使われた建物のうち、今日まで保存されていて見学できるものは、フランクフルトからほど近いハダマー精神病院の中にあるのですが、その中の博物館に描かれているのは、バスに乗せられた多くの患者さんが、来る日も来る日も「シャワー室」と呼ばれる部屋に運ばれ、一方のドアから部屋に入るともう一方のドアから死体で出てきたのち、焼却前に解剖台に乗せられ、研究者の神経病理学者や精神科医によって死後脳を調べられる、という光景です。最終的に、ハダマーで一万人以上もの患者さんがこのような方法で殺された後になってはじめて、ミュンスター司教は疑惑の中にあったこの残虐な出来事を明るみに出し、ヒトラーは精神病院でのこのような活動をやめざるを得なくなりました。それにもかかわらず、医師や看護師の中には、第二次世界大戦が終結してナチス政権が没落するまで、注射や餓死などのさまざまな方法で「安楽死」を継続した者がいたのです。これは遺伝情報を極端な形で誤用した恐ろしい例のひとつです。ここまで読まれて、そんなことは二度と起こりえないし、歴史からの教訓はすでに学んでいるではないか、とあっさり言う方もいるかもしれません。しかし、本当にそうでしょうか？

今や私たちは、以前とは違う科学の時代に生きています。遺伝学の分野において新しい技術が爆発的に進歩したことで、私たちは、ヒトゲノムにおけるほとんどすべての遺伝子変異を特定する方法を手に入れました。このような情報を手にした以上、これを使って今後行おうとしていることについては、継続的な議論と法整備のもとに進められなければなりません。わりと最近に上映されたＳＦ映画『ガタカ』は、どのようなことが、間違った方向へと進んでいく可能性を秘めているのか、あるいは間違っているのかについての例を示しています。この映画には二種類の人間が描かれています。つまり、母胎内で遺伝子を「高められた」（すなわち、有害な遺伝子変異が「よりよい」遺伝子に交換された）人たちと、男女間のごく自然な営みによって生まれた人たちです。後者の人たちは差別され、専門的な職には就けず、前者の人たちとの結婚を禁じられます。みな自分自身のDNAカードを所持し、これが身分証明なのです。このようなことが、現実に起こりえるでしょうか? 科学的に言えば、できないことはありません。すでに、体外受精では、生まれてくる子供の目や髪の色、さらにその他の無数の特徴について、親が選ぶことができるようになっています。新しい遺伝情報を使って私たちが行うことについては、真剣な議論をしていかなければなりません。

*DNA(デオキシリボ核酸) DNAは核酸によって構成されています。その核酸には、アデニン、グアニン、チミン、シトシンの四種類があり、それらが折り畳まれて二重らせん構造を形成しています。遺伝子の個人差は、個々人の遺伝子を構成している核酸の配列の違いによるものです。DNAは、動植物の染色体の複製部位(つまり遺伝子)を構成しており、また、多くのウイルスの構成物です。

## 48 ジェナイン家の四つ子とは?

一九三〇年四月十四日、体重三ポンド(約一三五〇グラム)から四ポンド八オンス(約二千グラム)の一卵性の四つ子が、短時間の陣痛の後に自然分娩で生まれ、保育器の中に入れられました。四つ子たちの子供時代の学業成績はさまざまでしたが、大きな社会的関心を集めながら一緒に育ち、その後成人早期になって、半年間のうちに四人続けて急性精神病エピソードを発症し、みな最終的に統合失調症と診断されました。四人の一卵性四つ子の全員が統合失調症を発症したことが知れ渡り、一九五〇年代にアメリカ国立精神保健研究所（ＮＩＭＨ）の心理学研究室に四人とも連れてこられ、統合失調症の原因究明、特に遺伝か環境か、あるいは氏か育ちか、といった議論の追究に関心を持つ研究グループの被験者になりました。四つ子たちは、ロールシャッハテストから従来の脳波検査*まで、当時使われていたあらゆる検査を受けました。デビッド・ローゼンタールとＮＩＭＨの初代所長のシーモア・ケティ（Kety et al., 1968）は、こうしたＮＩＭＨでの研究からデンマークでの養子研究へと進み、世界の先駆けとなるデータの収集を行い、当時、統合失調症は環境に原因があると思われていたのを、遺伝あるいは生物学的な原因があるのではないかという方向へと転換させたのです。ＮＩＭＨでは他にも双生児研究が行われましたが、そのひとつにデビッド・シャコーによる研究があり、彼は将来統合失調症を発症する人たちの環境や発達について、多くの学説を導き出しました。一方、デビッド・ローゼンタールはこの四つ子たちの家族と関係をもち、この家族に「悪い血」という意味である「ジェナイン」という名前をつけ、さら

＊**脳波検査**　頭部にいくつかの電極をつけて行う検査で、脳の電気的な活動を記録します。

に、家族のプライバシーを守りながら研究結果を公表するために、NIMHの頭文字を使ってそれぞれノラ(Nora)、アイリス(Iris)、ミルナ(Myrna)、ヘスター(Hester)という仮名をつけました。一九七九年、ケティとローゼンタールの養子研究が公表され、この結果のもつ意味合いの重要性が国際的に認識された後、このとき五十歳になっていた四つ子たちは再びNIMHの神経精神薬理学研究所に連れてこられ、統合失調症において重要であると当時考えられていたあらゆる生物学的指標における異常を調べられました。私は若いポスドク研究員として、この四人の女性たちが入院患者研究病棟に滞在する二ヵ月の間、研究の実行と彼女たちの治療を担当することになりました。当時デビッド・ローゼンタールがNIMHまで彼女らと同行してきましたが、彼自身はその頃アルツハイマー病と診断され、療養のためこのプロジェクトからはすぐに身を退いてしまったのです。私はこの女性たちのこと、彼女らの抱えている恐怖心や、互いに似通った種類の幻覚や妄想などを知っていくとともに、温厚で物静かな表情のローゼンタール博士のことも知ることができました。後に博士は、自らの著書の一冊『*The Genain Quadruplets: A Case Study and Theoretical Analysis of*

*Heredity and Environment in Schizophrenia*（ジェナイン家の四つ子：統合失調症の遺伝と環境に関するケース・スタディと理論的分析）』（Rosenthal, 1963）をオフィスから持ってきて、彼が不在のときに私がジェナイン家の人たちの治療や研究を行ったことに感謝して、それを私にプレゼントしてくれました。ジェナイン家の方たちについて熱心に研究したことで何か有益なことがわかったのか、という点については疑わしいものがありますが、この経験は私の記憶に深く刻まれることとなりました――統合失調症が遺伝性の病気でなければ、一家族の四人の子供が四人とも病気に罹るなどという不運に見舞われるはずはない、と。後の私にとっての精神科遺伝学の師であるエリオット・S・ガーションは、当時私が「ジェナイン家について研究することに資金をあまりくれないのはどうしてですか」と彼に尋ねたとき、彼は「きみがやっている研究は『Nの数が一』なのだ」と言いました。つまり、この四人の女性たちは同一のDNA配列を共有しているため、本質的にひとつの症例研究に過ぎず、それ以上の何物でもないということです。彼はまた、科学的な厳密さを持たないそのような遺伝的比較研究からは実りある結果は何も得られないだろう、とも言いました。もちろ

ん彼は時代の最先端を行っており、その言葉は正しく、もっと実りの多い遺伝研究をすでに先導していたのです。

## 49 統合失調症は遺伝しますか？ もしそうなら、どのように遺伝するのでしょうか？

統合失調症が遺伝するという考えは、この病気についての二十世紀初期の記述（エミール・クレペリンによる『*Dementia Praecox*（早発性痴呆）』）にさかのぼります。彼は、自ら名づけた「欠損遺伝形質」の特徴が、症例の七十％以上に現れると推定しました（Kraepelin, 1907）。その後、統合失調症の人たちの親族の中に、同じ病気の人がどのくらいいるのか調べることを主な目的として、大規模な家族研究がヨーロッパの至る所で行われました。全体として、これらの研究結果は、統合失調症のリスクは近親者（同胞や子）では約十％と高いが、おば、おじ、いとこなどの、より遠い親族になるとリスクは明らかに低下する、ということを一貫して示していました。しかし、最もリスクが高いのは一卵性双生児*のペアであることがいくつかの双生児研究によって独立に示されました。しかし、今日の精神科遺伝学における最大の難問は、一卵性双生児でのリスクは、統合失調症の危険因子として記載されるものの中で最も高いが、なぜ百%よりかなり低い数字（平均五十%に過ぎない）に止まるのかということです。というのも、一卵性双生児ペアは互いに同一の遺伝子成分をもっているため、発症が百%一致することが予想されるからです。

*一卵性双生児（monozygotic twins）　同一の受精卵の分裂によって同時に生まれた双生児。双生児間でDNAは全く同じであり、そのためその双子たちは、〝同一の双子（identical twins）〟と呼ばれることもあります。

遺伝子が同一である双子間のこの低い一致率は、遺伝と環境との相互作用がある証拠だと考える人が多いようですが、個体内で制御されている分子メカニズムによって遺伝子発現が修飾を受けている可能性もあります。統合失調症研究の分岐点となった、二十世紀におけるこの分野の最も重要なデータは、シーモア・ケティとデビッド・ローゼンタールによる、綿密に計画され実行された養子研究によって集められたものでしょう。すなわち、デンマークの症例登録簿を用いて、統合失調症に罹っている両親と彼らの子供たちを調べた研究（Rosenthal et al., 1968）、そして、生まれてすぐに養子に出されてその後統合失調症を発症した子供と、その血縁上の親や育ての親を調べた研究です（Kety et al., 1968）。いずれの研究方法でも、統合失調症を発症した人と血縁関係にある親族においては統合失調症が平均より多く発症しているのに対して、養子縁組上の親族ではそうではないことが示されました。このデータは、当時、「氏か育ちか」の議論に火をつけることとなり、一九七〇年代から現在までの統合失調症研究の焦点が大きく変化することになりました。このような結果が最初に報告されたとき、アメリカ中の大学の精神医学部門や権威ある医師養成機関の指導層は、主に精神分析医から成っていました。しかし、このような人たちは、その後すぐに生物学を専門とする指導者たちに取って代わられ、それによって新しい研究の時代が切り開かれました——すなわち、生物学的精神医学という分野が誕生したのです。

## 50 私のおじ、おば、あるいはいとこが統合失調症を発症している場合、私の子供が統合失調症を発症する確率はどのくらいでしょうか？

子供たちが、親のおじと共有している遺伝的な物質の量は、いとこ（親の同胞の子供）と共有している量と同じだと考えられており、その両方のケースで統合失調症のリスクは非常に低く（表1）、一般人口におけるリスクと大して変わりません。

## 51 私の兄、配偶者がともに統合失調症である場合、私の子供が統合失調症を発症する確率はどのくらいでしょうか？

罹患者が家族の両方の側（父方と母方の両方）にいる場合、子供がその疾患を発症する確率は高まると思われますが、どのくらい高まるかについての正確な統計はありません。さらに、こういった統計は一般的なリスクの話に過ぎず、したがって、個々の家族でどうなるかというのは、ケース

**表1**　A：統合失調症の人たちの親族における、統合失調症発症のリスク（Gottesman, 1991 より改変引用）、B：優性遺伝を示す表現型に関するリスク

| | A % | B % |
|---|---|---|
| 一卵性双生児 | 48 | 100 |
| 二卵生双生児 | 17 | 50 |
| 同胞 | 9 | 50 |
| 子供 | 13 | 50 |
| 両親 | 6 | 50 |
| 孫 | 5 | 25 |
| めい、おい | 4 | 25 |
| おば、おじ | 2 | 25 |
| いとこ | 2 | 12.5 |
| 血縁関係のない他人 | 1 | 1 |

訳注：B は遺伝子をどれだけ共有しているかと同じ。

バイケースでしょう。実際に統合失調症の素因につながる遺伝子が特定され、それが病気を発症させるメカニズムが解明されるまでは、本当のリスクはわからないのです。表1に示されているリスクは、過去の大規模な家族研究からの有病率を基にしたものに過ぎません。さらに、一九八〇年代から、アメリカ精神医学会のDSM診断分類を使った、厳密に統制された新しい家族研究が行われてきたことを考慮しなければなりません。

これらの研究では、近い親族の発症リスクはやはり高いものの、以前の報告に比べるとかなり低い結果が示されています（平均で七〜八％）。

## 52 私の一卵性双生児の同胞が統合失調症を発症しているが私は健康である場合、私の子供が統合失調症を発症する確率はどのくらいでしょうか？

いくつかの双生児研究によると、健康なほうの双生児の子孫と発症したほうの双生児の子孫が統合失調症になるリスクは同じで、それは通常の子供へのリスクと同程度（すなわち十三％、表1）であろう、とされています。しかし、これらの研究には対象の数が少ないという方法論的問題があります。統合失調症を発症している場合、特に男性では、発症していない人たちに比べて子孫が少ないので、健康なほうの一卵性双生児の子供の数と、病気のほうの一卵性双生児の子供の数が同じだとは考えにくいのです。また、片方だけが統合失調症に罹患している一卵性双生児を探し出してくるのは大変であるため、比較に用いる対象者数が少ないのです。このように、まだ議論の余地はありますが、この問題は重要です。もし健康な一卵性双生児の子供と、統合失調症に罹った一卵性双生児の子供における発症率が同等であるとしたら、遺伝子鎖（同一のＤＮＡ鎖）の中の何かが、統合失調症の発症に対して決定的な役割を果たしているにちがいない、と考えられます。健康な一卵性双生児の子供において、発症率が平均より高いとはいえ、統合失調症の一卵性双生児の子供における発症率よりは低いのであれば、欠陥のある遺伝子の発現に対して何らかの修正（内因性、あるいは環境要因による）が起きていると考えられます。近い将来、双生児の分子遺伝学的研究によって、この質問に対する答えが出されることが望まれます。

## 53 これまで統合失調症の生物学的な遺伝研究はどのように行われてきたのでしょうか？

一九八〇年代後半までは、統合失調症の遺伝に関する生物学的な研究は、慢性期の統合失調症患者さんと健常者との間で血液、尿、脳脊髄液などを用いてその違いを調べる、というのが大部分でした。多くの研究結果が得られましたが、確かなものはひとつもありませんでした。実際のところ、関係があると思われた発見の多くは、患者さんが服用している薬の影響や食事の違い、あるいは長期入院の影響であることがわかったのです。

一九八〇年代前半、遺伝子の染色体上の位置を示すような多型性に富むマーカーがゲノム上全体に沢山同定され、これによって分子遺伝学の分野が爆発的に進歩しました。これらの遺伝的マーカーを使うと、さまざまな病気の遺伝子の染色体上の位置を特定でき、そうすればその特定の位置にある遺伝子を同定し、その特定の病気につながる遺伝子の変異を見つけることができる、ということが明らかになりました。その後、この方法は、遺伝要因が関係する精神疾患、特に統合失調症に適用されるようになったのです。

## 54　染色体への連鎖とはどのようなことを意味するのでしょうか？

世界中の多くの研究グループは、染色体連鎖*研究を行う上で理想的であるということから、複数の統合失調症の同胞がいる家族を調べるようになりました。遺伝的な連鎖研究の原理は次の通りです。まず、わたしたちの遺伝子は、二十三対（計四十六本）の染色体上のあらかじめ決められた場所に並んでいます。それぞれの染色体の対の片方は、片方の親から受け継いだものです。しかし、子供ができる際に、それぞれの染色体ペアが父親、母親がもつそれぞれの二本染色体のうちどちらを受け継ぐかについては、染色体ごとにランダムに行われます。このような理由で、受精の際に同じ卵子と精子から生まれた一卵性双生児でないかぎり、どの同胞もまったく同じようにはならないわけです。また、染色体上にある多型性に富む既知の遺伝マーカーがあれば、各個人がどのタイプをもつかについて、それぞれのマーカーについて調べることができますし、また、このようなマーカーの遺伝子型が家系の中でどのように受け継がれてきたのかを追跡することができます（図1）。それぞれの家族で、マーカーの型はさまざまに異なっていることが予想されますが（母親も父親も二つずつ持っているので）、重要なのは、マーカーの正確な遺伝子型ではなく、マーカーの染色体上の位置なのです。街の地図を考えてみてください。いろいろ異なった

＊**連鎖**　同一の染色体上にある複数の遺伝子の関係についての遺伝用語。これらの遺伝子はたがいに比較的近くに存在するため、それぞれの遺伝子が示す特徴が共に同一の個体に受け継がれることが多くなります。

＊**染色体**　遺伝子を持つあらゆる生命体において、どの細胞の核内にも存在している構造物。染色体は、二本に分かれた「腕」が、動原体と呼ばれる構造物によって中心付近で結びついた、長い円柱状の形をしています。その二本の腕は短腕（p）、長腕（q）と名づけられ、円柱の長さは〃p〃腕の

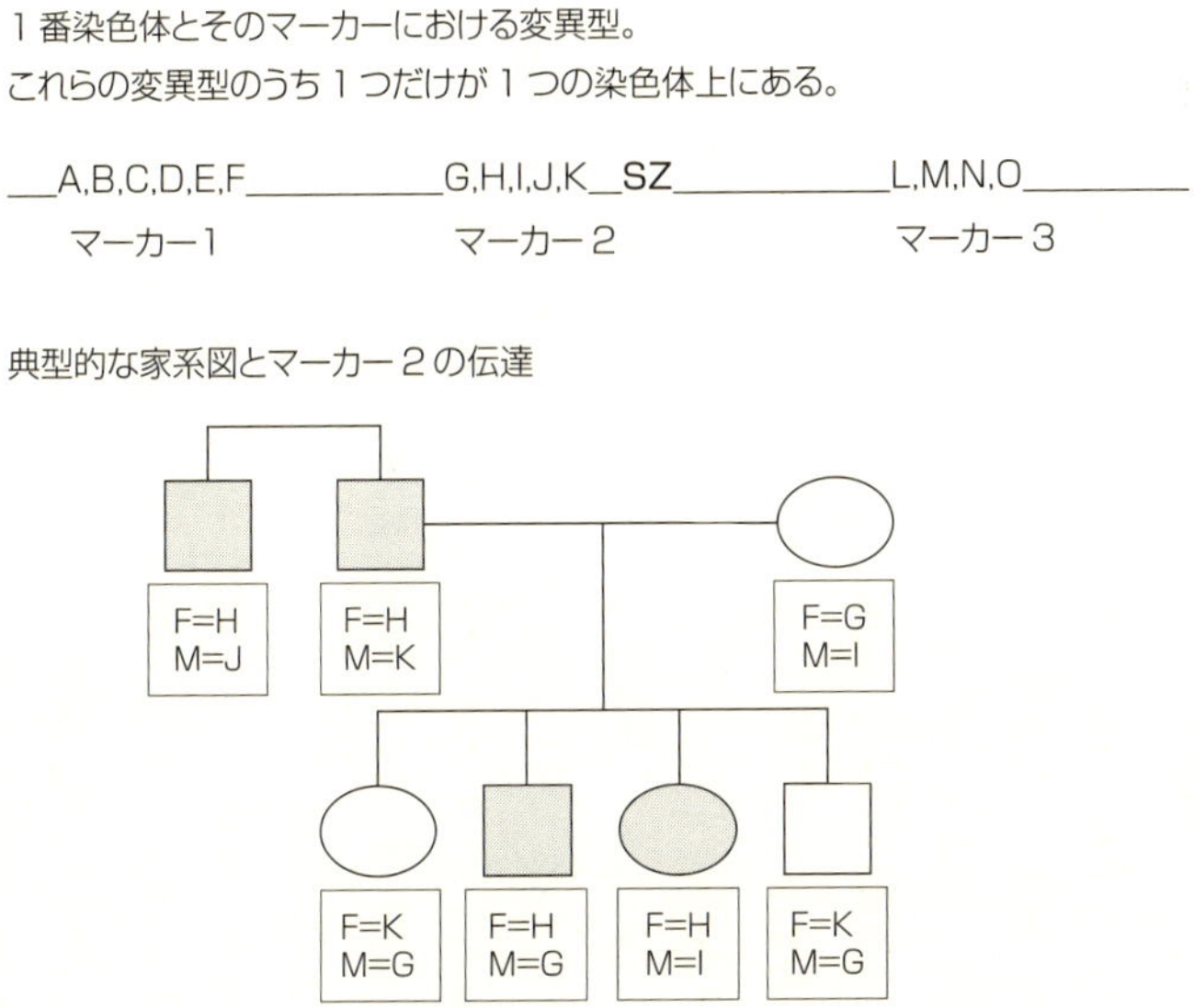


**図1**　統合失調症遺伝子の染色体への連鎖。一番染色体上のマーカー2が統合失調症（SZ）に連鎖している場合について示しています。箱の中に示されているのは、それぞれの人が受け継いだマーカー2の遺伝子型です。『F』は父親由来、『M』は母親由来であることを示します。■や●は統合失調症患者さん、□や○は健常者を表します。四角（■、□）は男性、丸（●、○）は女性です。マーカー2の『H』という型が、この家族内で発症した人の全員に現れていることに注目してください。

末端からの距離によって測られます。ひとつの染色体の全長は「センチモルガン」で測定されますが、この名前は、測定法を編み出した科学者のモルガンにちなんでつけられました。さらに、顕微鏡を使って染色体を観察すると、染色体の中に暗い部分と明るい部分が見えますが、それらは遺伝子群の始まりと終わりにある分かれ目を示しているのかもしれません。それによって、これらのバンドを数える方法が開発されました。バンドの番号は、動原体から末端に向けて、それぞれの腕のバンドに順次番号をつけていきます。染色体を測

名前の通りがあります。その固有の名前は、通りに面した家を捜し出すのに役立ちます。また家は名前が記された二つの街路標識の間にあるため、私たちはその家を見つけ出すことができます。病気の遺伝子も同様です。病気を起こすのは、マーカー自体ではなく、重要なのは、特定のマーカーの近くにある疾患遺伝子です。ある疾患遺伝子がそのマーカーの近くにあれば、その遺伝子はマーカーとともに次の世代に受け継がれやすくなり、それを「連鎖」と呼びます。そしてこの遺伝子は、そのマーカーの近くに「マッピングされている」と言われます。遺伝学者[*]は、複数の患者と健常者がいる家族において、こうした情報に基づき、家族内に観察されるマーカーの遺伝パターンによって、どれくらい疾患遺伝子がマーカーに連鎖しているか計算することができます（図1）。これは、ハンチントン舞踏病やフェニルケトン尿症のような遺伝性疾患の遺伝子を見つける際に、とてもうまくいった方法です。しかし、統合失調症の場合のように、ある遺伝子が、同じ病気の原因となる多くの遺伝子のうちのひとつであるに過ぎなかったり、遺伝様式が古典的なものとは違い、もっと複雑であったりするような場合には、その遺伝子をこの方法で見つけるのはそう簡単ではあり

定するこれらの二つの方法によって、遺伝学者たちは、さまざまな遺伝子が染色体上のどの場所に位置しているかを知ることができるのです。たとえば、ある遺伝子が6q21染色体上のp末端から一五〇センチモルガンという場所にある場合、その遺伝子は、六番目の染色体の長腕（q）上で、その腕の中心から二十一番目のバンドに位置していることになります。さらに、「p」腕の末端からの正確な距離は一五〇センチモルガンです。現在、一般向けに伝えられる情報にも、こういった用語がどんどん使われるようになっていて、た

ません。皮肉なことに、この十年以上の間、統合失調症に関係があるとされる多くの連鎖の知見が、二十三対の染色体上のありとあらゆる場所において報告されてきましたが、これらの結果のうちどれが本当のもので、どれが偶然観察された偽陽性の結果であるかを見分けるのも難しいのが現状です。この難問を解決するには、すでに知られている遺伝子の機能から、病気の原因として納得できる強力な候補遺伝子を見出し、連鎖研究だけでなく他の多くの証拠を積み上げていく必要があります。

## 55 マイクロアレイとは何でしょうか？

遺伝研究のアプローチとして、このほかにはマイクロアレイ*による方法が挙げられます。新しいマイクロアレイの技術を説明するには、まず、ヒトゲノム中のすべての遺伝物質のうち、ごく少量のＤＮＡ配列だけが実際にタンパク質に合成され、その結果、体内で機能を発揮することになる、ということを知っておいてください。発現するＤＮＡは、メッセンジャーＲＮＡ（ｍＲＮＡ）という相補的な配列に翻訳され、このｍＲＮＡがあら

とえば、「○○病の遺伝子は6q21染色体上に位置していることが、研究者らによって発見されました」といった感じです。

***遺伝学者**　人間を含む動植物における遺伝について研究する科学者。

***マイクロアレイ**　多くの遺伝子を同時に特定するための、ＤＮＡ標本を整然と配列させた実験器具です。ひとつの小さなプレートあるいは〝チップ〟と呼ばれるものの上に、何万もの遺伝子を入

ゆる身体機能に直結するタンパク質の合成を行うのです。この過程は、遺伝子発現と呼ばれます。遺伝子発現の過程は多くのメカニズムによって複雑に制御されており、それによって必要なときにタイミングよく発現され、人生のさまざまな時期に発現のスイッチを切ったり入れたりすることが可能になっています。マイクロアレイは、遺伝子発現を直接観察するための新しい技術です。この技術により、研究者たちは実験室の中で何万もの遺伝子の発現を同時に調べることができるようになりました。マイクロアレイ自体は、何万もの遺伝子を載せた小さなスライドガラスまたはプレート状の実験器具です。研究者がこの上に整然と遺伝子を載せるため、「アレイ（整列）」と言われます。遺伝子の発現を調べるときには、この実験は「マイクロアレイ発現解析」と呼ばれます。ある遺伝子が特定の病気のときに過剰に発現するとしたら、発現しているDNAの配列の数が対照群より多くなることでしょう。また、アレイでは発現量を測定するために蛍光色を用いるため、特定の遺伝子の発現が関与していると、異なった色調になって見えるでしょう。統合失調症研究におけるマイクロアレイ発現解析は、統合失調症に長い間罹患していた患者さんの死後脳を使って行われて

れることができます。わずかひとつのDNAチップやマイクロアレイを使った実験によって、研究者は何万もの遺伝子についての情報を同時に得ることができます。

きました。このような研究から多くの結果が報告されてきていますが、現時点では、それらの知見の一貫性や、連鎖研究の知見との関連性について判断するには時期尚早です。初期の遺伝子発現の研究の中には、神経伝達や神経成長に関わる遺伝子の関与を示唆しているものもあります。しかし、これらの研究は今までのところ、服薬、病気の慢性化、加齢などといった問題が、遺伝子発現に与える影響を明らかにすることができていません。さらに、高齢の人たちの死後脳を調べても、胎生期や子供の頃の脳の発達の期間にしか発現していない遺伝子を見つけるのには、役立たないのではないかと思われます。

## 56 統合失調症の遺伝子の候補にはどのようなものがあるでしょうか？

いくつかの連鎖研究で示された染色体領域にあり、脳に発現していることが知られている遺伝子が、統合失調症発症のリスクに関係しているのではないか、という主張がなされてきましたが、そうした遺伝子の正確な

**表2**　連鎖研究で示された染色体領域にあり、統合失調症の遺伝子として現在候補に挙がっている遺伝子

| 遺伝子 | 染色体の位置 | はたらき |
|---|---|---|
| Disc Ⅰ & Ⅱ | 1q | 不明 |
| ディスビンディン | 6p | 脳の成長と発達 |
| ニューレギュリン1 | 8p | 脳の成長と発達 |
| PPP3CC | 8p | カルモジュリン依存性 |
| カルシニューリン | | タンパクホスファターゼ |
| G72 | 13q | グルタミン酸経路 |
| COMT | 22q | カテコーラミン代謝 |
| PRODH | 22q | グルタミン酸経路 |
| ZDHHC8 | 22q | パルミトイル化（脂質修飾） |
| シナプシンⅢα | 22q | 神経結合可塑性 |
| プロトカドヘリン | X2、Yp | 脳の成長と発達 |

機能については、理論上ですら解明されていません(表2)。連鎖やマイクロアレイ研究のほかに、遺伝子関連研究と呼ばれる方法があり、これは、特定の遺伝子変異が、統合失調症の患者さんにおいて健常者より多く見られるかどうかを調べます。何をもって関連があるとするか、について の基準がこの分野の研究者たちの間で合意に達していないこともあり、関連を示唆する結果が多数発表されてきました。以下に示す多数の遺伝子は、何らかの研究方法によって統合失調症との関連を指摘されてき

たものです。しかし、銘記すべき点は、これらの遺伝子はいずれも病的な欠陥をもつものではない、ということです。すなわち、あるひとつのまれな家系についてのひとつか二つの報告を除いて、統合失調症を発症した人たちが持っていて、健常対照者たちは持っていないような遺伝子変異はひとつも同定されていません。それらの研究では、患者さんが複数いる家系の中で、統合失調症の人たちの全員が病的であると想定される遺伝子型を持っており、統合失調症でない人たちは持っていない、ということが示されたわけではないのです。想定されている候補遺伝子のリストには、脳由来神経栄養因子（BDNF）、B-37、毛様体神経栄養因子（CNTF）、CNPase、COMT、DBH、DRD2、DRD3、DRD4、DISC I、DISC II、ディスビンディン、14-3-3-η遺伝子、G-72、G(olf)、HSKCa3、HOPA、5HT2a受容体、MAO-A、MAO-B、MAG、MAL、mGluR、MOG、ニューレギュリン1、ニコチン性コリン受容体-α（CHRNA2）、NOGO、NOTCH、PIP5K2A、PPP3CC（カルシニューリン）、プロリン酸化酵素、PRODH、RGSタンパク、シナプシンⅢ、シナプシンⅢa、TNF-α、チロシン水酸化酵素、ZDHHC8、などがあります。本書が出版されるまでの間に、統合失調症との関係が主張されているこれらの遺伝子のうち、すべてではないにしても、多くのものは誤って関係があると出た研究結果に過ぎない、と判明する可能性があります。信頼に足る追試研究が、早急に必要です。

## 57 そのような遺伝子はどのようにして発症につながると考えられるのでしょうか?

前項で挙げた遺伝子の全般的な傾向がいくつかわかってきました。すなわち、神経系の伝達物質であるグルタミン酸*の神経化学経路に関係するものとして集約される遺伝子群と、神経構造のネットワークの発達に密接に関わる遺伝子群があるのです。このようなメカニズムはとても興味深いのですが、そのメカニズムの異常と統合失調症の発症とが何らかの関係をもつのかどうかについては、まだわかっていません。

***グルタミン酸**　タンパクを構成する材料であるアミノ酸のひとつ。グルタミン酸は、それ自体が脳内の主要な神経伝達物質でもあります(すなわち、細胞から細胞へと情報を伝達しています)。具体的には、細胞の活動を刺激することで、細胞を興奮状態にさせる働きを持っています。

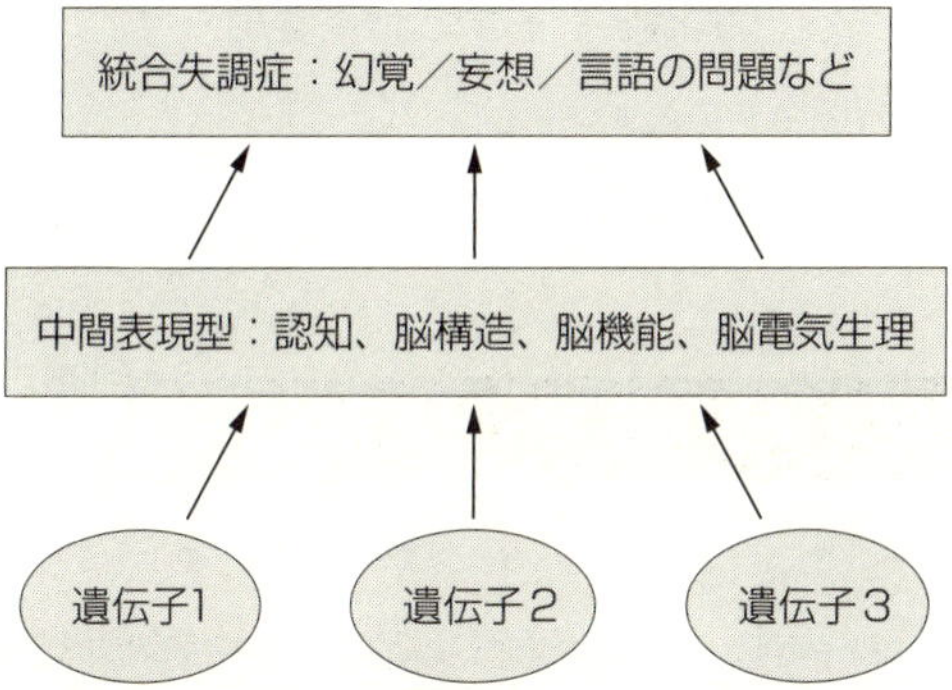


図2

## 58 統合失調症の「*中間表現型（エンドフェノタイプと呼ばれることもあります）」とは何でしょうか？

現在、統合失調症の原因となる遺伝子は、「中間段階」に影響することで病気を発症させるのではないか、と考えられています。すなわち、遺伝子は直接脳に何らかの変化を起こし、この変化と他の要因とが組み合わさると統合失調症を発症しやすくなるが、遺伝子の欠陥それ自体は病気全体への直接的な原因にはならない、ということです（図2）。最もありうる筋書

***表現型**　遺伝子によって現れてくる性質。たとえば、青い目や茶色の目、などといったものが表現型と考えられます。

***中間表現型**　遺伝用語の一つで、〝エンドフェノタイプ〟と呼ばれることもあります。ある遺伝子を持っているために、病気が発症しやすくなる何らかの中間段階が生じる、という特性のことです。たとえば、統合失調症の中間表現型は、統合失調症発症のリスクを高める可能性のある脳構造の変化なのかもしれません。

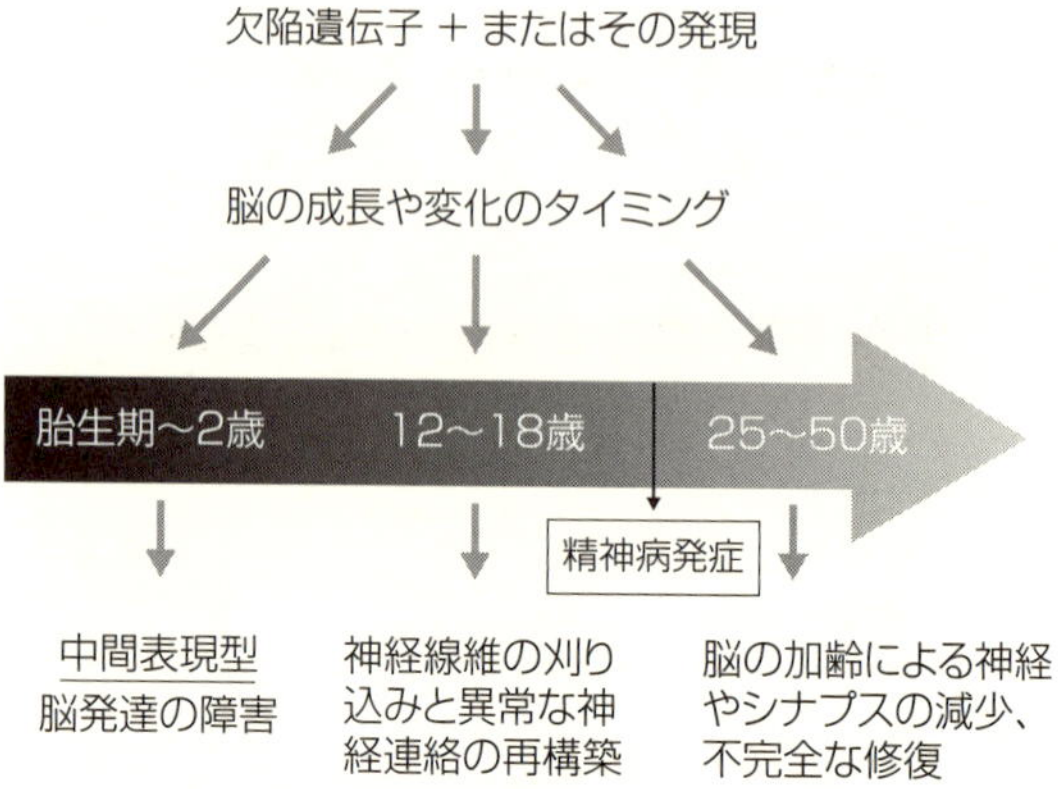


**図3**　統合失調症は一生にわたる病気であり、同じ欠陥遺伝子が人生の各段階において活性化ないし不活性化されることによってもたらされる障害によって生じると考えられる。

きは、ひとつ以上の遺伝子に何らかの欠損があり、その遺伝子が人生のさまざまな段階において、おそらく異常なタイミングで発現してしまうのではないか、というものです。つまり、胎生期には、脳構造の何らかの軽い発達障害を引き起こすかもしれませんし、青年期には神経結合の形成が障害されるかもしれません。さらに、神経系の老化が早く起きるとか異常な形で起きることになるかもしれません。脳の可塑性も低下するでしょう（図3）。これらはみな、ひとつ以上の遺伝子の構造異常や、それらが人生のさまざまな時期に異常に発現することによって引き起こされるのです。

## 59 将来、統合失調症のDNA[訳注]検査が行われるようになるのでしょうか？

ある特定の遺伝的な欠陥を検査することで、統合失調症の発症傾向をもつかどうかを知ることができるようになる、などというのはとても考えにくいことです。というのも、統合失調症における生物学的・臨床的な所見は、とても非特異的なものであるため、一般人口に対する正確な検査として役立ち、十分な感度と特異性をもつ検査などありえないと思われるからです。発症しやすさにつながる特定の遺伝子が確定した後も、そういった遺伝子の使い道は、統合失調症のメカニズムの科学的な解明、ひいては新しい治療薬の開発に限られるでしょう。

［訳注］DNAについては98頁参照。

## 60 DNA検査は、治療薬の選択に役立つようになるでしょうか？

これは、DNA配列における個人差を今後利用する方法のひとつとなるでしょう。特定の遺伝子におけるDNAの変異が病気自体と関連している、ということはないのかもしれませんが、症状を抑える薬が、それぞれの患者さんの遺伝的体質によって異なった効果を発揮する、ということがあるかもしれません。たとえば、特定の薬を高率に不活性化させるような酵素*を持っている人たちがいれば、このような人たちは、酵素活性が低い人たちに比べて臨床効果を得るためにより多くの薬が必要になるかもしれませんし、その薬では全く効果が得られないかもしれません。同様に、薬物を不活性化する酵素の活性が低い人たちがいるとしたら、薬が彼らの体内にとどまる時間が長くなり、このため副作用が起こりやすくなるかもしれません。こういった遺伝要因が明らかになれば、臨床医が多くの治療薬の中からそれぞれの患者さん特有の遺伝的体質に適した薬を選択する際に役立つでしょう（テーラーメイド医療）。こういった考え方は、近年急速に発展している「薬理遺伝学」という分野に属するもので、今後有望ですが、

***酵素**　生化学的な反応によって他の物質を分解する、体内のタンパク質。酵素は代謝するための〝道具〟です。

利用できるようになるまでにはまだ年月を要するでしょう。

## 61 遺伝研究は、新たな治療法をもたらしうるでしょうか？

すでに述べたように、統合失調症のよりよい治療法を見つけ、著しい臨床症状が現れる前に早くから治療を行うためには、統合失調症の生物学を解明するしかありません。しかし、これにはまだまだ時間がかかることを知っておいてください。製薬会社が新薬を開発して臨床試験をするには多くの年月がかかりますし、どんな薬であれ市場に出る前に開発を断念されることも多いのです。

## 62 新たなゲノム世紀にはどのような倫理的な問題があるのでしょうか？

科学者たちは、自分たちの新しい発見に対して常に社会的責任を負わねばなりません。統合失調症が強い遺伝要因を持つ病気であることを知って喜ぶ家族もいますが、これは、それならこの病気は自分たちで防げるものではないし、自分たちの言動のせいで家族内に発症者が出たわけではないということがわかるからです。対照的に、何かしらスティグマ（社会的烙印）を与えられ、「悪い血」を次世代に引き継いでいると感じてしまう家族もいます。科学者は法律家と協力して、遺伝情報を乱用して患者さんに不適格者というレッテルを貼ることを防ぐ法律を整備し、このような患者さんが、健康保険制度や教育、雇用の機会均等を享受できなくなることがないようにしなければなりません。科学的には遺伝のリスクは低いか、よく解明されていないにもかかわらず、統合失調症を発症しやすい子供を産まないようにと、婚前の遺伝検査を希望したり、統合失調症の家族歴を持つ人との結婚をためらったりするという問題もあります。統合失調症は遺伝の要素を持っている、という表面的な知識から、人々はいろいろな可能性を想像してしまうのでしょう。

# *Part 5*

# 統合失調症の生物学：最新の研究成果

「いろいろと考えをめぐらさないといけません。何かいいアイデアが浮かべば、それが事実だと信じたくなります。どんなアイデアであれ、何もアイデアがないよりはましです。……優れた科学とは、そんなふうに進んでいくのです。アイデアがあればそれが事実かどうか検証することができますが、まったくアイデアがなければ何も検証できないわけで、それでは何もわからないままなのです！」

ジェームス・D・ワトソン

（二〇〇三年二月三日に行われたDNA発見五十周年のニューヨークタイムズ紙によるインタビューから）

## 63 血液、尿、髄液の検査からわかることはあるのでしょうか？

**他**の大抵の生物学的疾患とは異なり、答えは「全くありません」というものです。糖尿病では血糖値が高いでしょうし、多発性硬化症では免疫グロブリン*が上昇しているでしょう。統合失調症について何を調べたらよいか、良い仮説すらないのです。長年にわたって、二十四時間蓄尿、血清、髄液などに含まれる物質が調べられてきました。統合失調症に対するリトマス試験紙になるのではないかと期待された「ピンクのスポット」という有名な検査がありましたが、その後、患者さんが過剰に摂取していたお茶の代謝物に反応するものであることが判明しました。いわゆる内因性の幻覚剤、つまり体内で過剰に作り出されるジメチルトリプタミンやフェニルエチラミンなどの化学物質についても同様で、前者は不適切な実験手法によるもので、後者はありふれた不安によって作られる物質であることがわかり、いずれも統合失調症とは無関係であることがわかったのです。

***免疫グロブリン**　体が異物や感染症に反応するのを助けるタンパク質の一種。

## 64 統合失調症の患者さんの脳と、健常者の脳との間に何か違いがあるのでしょうか?

**あ**ります。しかしわずかな違いですし、統合失調症にだけ現れる所見というものはなく、また、どの所見もすべての統合失調症患者さんに見られるわけではありません。統合失調症の人たちの中には、脳に全く障害がない人もいます。クレペリン(Kraepelin, 1907)は「早発性痴呆」の概念に気づいてから、「この病気は、進行性の脳の病気である」と感じるようになり、彼自身の教科書の中で「病気の経過は進行性であり、寛解することがない。…(中略)…おそらく二、三ヵ月以内に精神状態が悪化する兆候が見られ、通常二年後には、それはとてもはっきりしたものとなる。…(中略)…他方、長期の間、痴呆(認知症)に進展しない症例もある」と記しています。また、彼はその前にも、「これまでにわかっている臨床的、解剖学的な事実から考えると、われわれが扱っている病気は、重大で、大脳皮質*の障害は回復するとしてもごく一部で、症例の七十五%は重度の認知症に至り、さらにどんどん悪化していくのではないかと思わざるを得ない」

***皮質(大脳皮質)** 脳組織内の外側の部分。皮質の大部分は、神経細胞を含む「灰白質」からなっています。

(Kraepelin, 1899) とも述べています。彼は、一九一九年版の教科書を出版するまでに、脳の異常として考えられるのは、「壊れた脂肪性物質によっておかされた」神経細胞ではないか、としてそのスケッチを描いています。しかし、このような主張を裏付ける厳密な研究結果は、彼を含めて誰も報告していないため、彼が何故そのように考えるようになったのかは不明です。

一九三〇年代までに、脳室*（脳を潤している脳脊髄液を蓄えておく部屋）の輪郭を観察する目的で、脳室内に空気を注入するという、かなり危険な手法である気脳写*を用いて脳を調べる技術が、統合失調症患者さんの研究に使用されるようになりました。多くの報告から、慢性期の統合失調症の患者さんたちにおいて脳室が拡大していることがわかり、これによって、通常なら起きるはずがない年齢での病的な脳萎縮が、はっきりと示されました。こういった結果は二十世紀半ばの精神科医にはほとんど知られないままでしたが、これはおそらく統合失調症へのアプローチとして心理学的、精神分析的なものが当時盛んであったためでしょう。生物学的精神医学が

***脳室**　脳の至る所を連結している空洞のことを指していて、この空洞は、脳脊髄液と呼ばれる、脳内の液体の循環系を形作っています。脳室は、側脳室、第三脳室、第四脳室から成っていて、下部で脊柱につながっていき、そこを流れる脳脊髄液は脊髄を潤しています。

再び主流となり、生きている人の脳を調べるための新しい方法、つまりコンピューター断層撮影（ＣＴ）が用いられるようになって、素晴らしい研究成果がいくつか出てきました。一九七六年には、重症の慢性統合失調症患者さんたちを対象とした小規模な研究が、*The Lancet* という医学雑誌に掲載されました(Johnstone et al., 1976)。この研究は、同じ年齢の対照群に比べ、統合失調症群では脳室が拡大していることを、ＣＴを使ってはっきりと示したのです。その後まもなく、他の多くの研究者たちが、はるかに多数の統合失調症の患者さんたちを対象とした研究を行い、次々に同じ結果を得ました。実に、現在までに行われたあらゆる統合失調症研究の中で、おそらくこれが最も一致をみた所見なのです。一九八〇年代後半には、磁*気共鳴イメージング法（ＭＲＩ）の登場によって脳画像技術がさらに進歩し、生体の脳をより詳細に直接観察できるようになりました。それでも、初期の研究では、脳のスライスが非常に厚かったため、小さな脳構造における微妙な変化といった細かな違いは、概して見逃されやすかったのです。しかし、その後十年間でＭＲＩ検査の技術はどんどん洗練され、脳画像は、細部やコントラストの点において、死後脳を直接観察するのとほぼ同等の

＊**気脳写**　脳室内に空気を注入して撮影する、脳のX線写真のひとつ。この手法は、CTやMRIが開発される前に、患者さんの脳に萎縮が起こっているかどうかを調べるために使用されていましたが、現在では使われていません。

＊**コンピューター断層撮影(CT)**　標準的な頭部X線検査（頭蓋骨用）よりも詳しく脳を見ることができる、X線検査のひとつ。しかし現在では、CTよりもさらに脳を詳細に調べる診断技法であるMRIのほうが、主流になっています。CTがMRIより優れている点

水準にまで達しました。ＭＲＩは現在、統合失調症の患者さんの脳を調べる際の、最もよく使われる画像検査になりました。ＭＲＩでは、実際の脳組織を、神経細胞の細胞体を含む灰白質*と、神経細胞の線維結合を含む白質*とに明瞭に区別することができます。その結果、いくつもの研究が、統合失調症患者さんの脳における様々な変化を明らかにしてきました。こういった変化の中には、脳構造の体積が含まれていることがほとんどです。脳室の変化以外にも、灰白質の体積が全体として小さく、さらに、側頭葉やその中のいくつかの下位構造物（すなわち、上側頭回*や海馬）、前頭葉、脳梁などにも体積の減少が見られます（表３）（図４）。

今では、こういった脳構造の中の白質にも変化があることがわかっています。

## 65　ＭＲＩ検査を受けたほうがよいのでしょうか？

**臨**床の現場で、統合失調症の診断を初めて受けた患者さんをしっかり評価するためには、発症時の脳と、それから年月が経過した後の脳との比

は、ＣＴは骨の変化を検出することができるのに対して、ＭＲＩは脳組織を見るためのものであって、骨には感度が低いことです。

***磁気共鳴イメージング法（ＭＲＩ）**　磁場とコンピューターシステムを使って脳構造を調べる方法。ＭＲＩの機械は水平の筒状の装置で、その中には巨大な磁石が入っています。ＭＲＩ検査を受ける方は、まず特殊な台の上にあお向けに横たわり、それから台とともに筒の中に滑るように入っていきます。その中で撮影が行われます。

表3

| 脳構造 | 脳室 | 前頭葉 | 側頭葉<br>上側頭回<br>海馬 |
|---|---|---|---|
| 構造が持つ機能 | 脳を潤す髄液を蓄える | 継続的な計画の立案<br>新しい記憶の処理<br>会話<br>人間特有の精神機能の一部 | 言語性の記憶 |
| 統合失調症の方たちの一部に見られる所見 | 拡大 | ところどころ体積が減少 | ところどころ体積が減少 |
| その所見は進行性のものかどうか | 進行性 | 不明 | すべての部位で、進行性の可能性あり |
| 解説 | 大きな脳室は、周囲の脳組織が本来のものより小さくなっていることを意味する | この脳構造は測定が困難だが、その機能は、多くの点において障害されていることが示されている | |

*灰白質　茶色っぽい灰色をした、脳や脊髄の神経組織であり、神経細胞を含んでいます。

*白質　脳と脊髄にある白っぽい組織で、その大部分が神経線維と、神経線維を保護する覆いの役目を果たしているミエリンからなっています。

*上側頭回　脳の側頭葉の一部に対する名称で、言葉を聞くことや話すことを含む、言語に関連する多くの機能を司っています。

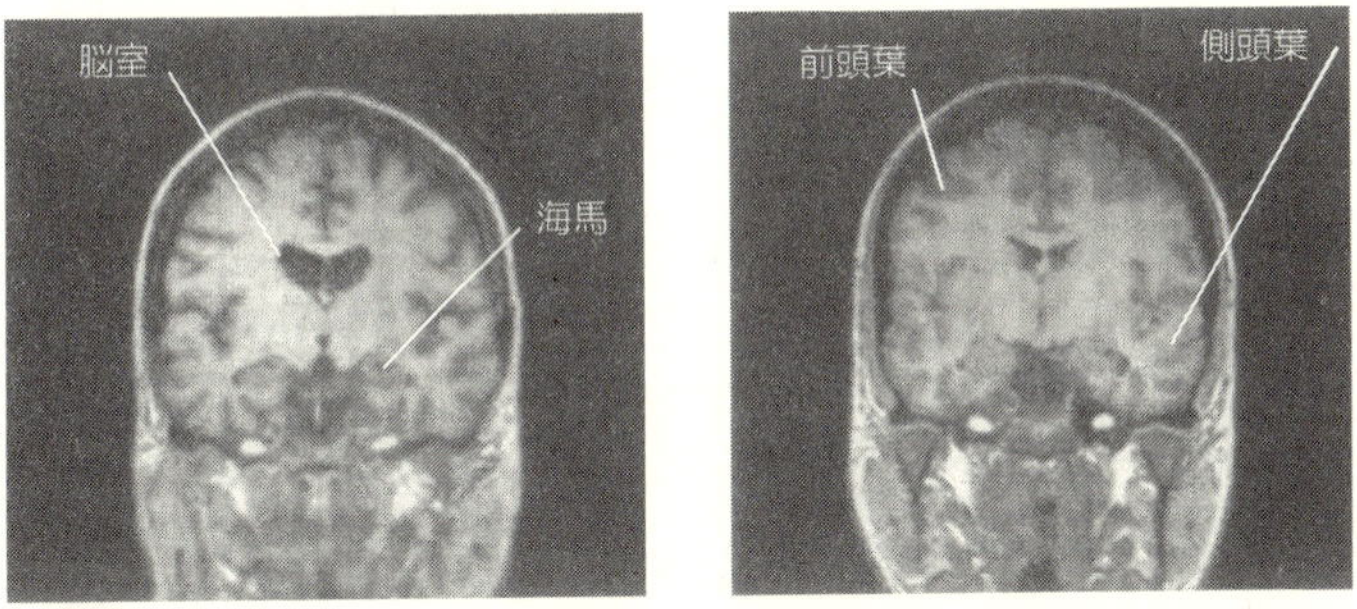


**図4**　（左）MRI：統合失調症の患者　（右）MRI：健常者

較ができるように、ＭＲＩも撮影しておくべきです。あまり数は多くありませんが、統合失調症の特徴的な症状を呈している人たちの中には、側頭葉の腫瘍や他の何らかの神経変性疾患によってそうした症状を起こしている場合がありますので、こうした脳疾患がないことを確認するためにも、ＭＲＩを受けるべきでしょう。脳の構造的・機能的な状態がわかると、精神病の病相の後、どのような経過をたどりそうかを予測する上でも役に立つ可能性があります。

## 66 機能的MRI検査は役に立つのでしょうか？

現在用いられている他のMRIには、機能的MRI（fMRI）や磁気共鳴分光法（MRS）があります。fMRIでは、被検者はさまざまな脳領域を使う課題を与えられ、それに取り組んでいる間の脳の画像が撮影されます。統合失調症患者さんの検査によく用いられる課題は、指示を見たり聴いたりして答える際に、短時間の記憶力や言葉の想起を必要とするようなものです。一般に、さまざまな脳部位における機能が、課題に答えているときに働いている領域の活性化の程度によって測定できます。これらの研究はまだ初期段階ですが、統合失調症の患者さんは、このような課題に答えている際、活動の焦点が定まりにくく、左右差が減少していることがわかってきています。しかし、このような画像検査が臨床場面で使われるようになるには、さらなる研究が必要です。MRSは、さまざまな脳領域における神経化学物質の代謝物の濃度を知ることができる、定量的なイメージング法です。神経化学物質の量が異常であるということは、進行性の脳疾患であるという証拠を、生化学的なレベルで示していると考えられ

*機能的MRI　何らかの刺激が加わった時に脳内に起こる反応を観察するための、脳の撮影法のひとつ。刺激はどんなものでもよく、たとえば、指を自発的に動かすとか、一連の言葉を覚える、などがあります。

*磁気共鳴分光法（MRS）　MRIの一種で、脳内の化学物質の成分を調べる方法。ここでいう化学物質とは、神経細胞の膜構造の内部にあるものや、神経細胞や細胞間の代謝活性を示すものです。

ています。しかし、こうした画像検査も、結果の解釈に難しい問題が残っていて、臨床現場で使える段階までには至っておらず、今のところその使用は研究に限られています。

## 67 脳波検査を受けるべきでしょうか？

**脳**波検査の所見の一部には、統合失調症の人たちに特徴的なものがあります。たとえば、被検者が何らかの方法で刺激されたときに出現する脳波の成分は、「誘発電位」として知られています。統合失調症の患者さんでは、変わった視覚的、聴覚的な刺激を受けた際の脳波の振幅が、特に前頭葉や側頭葉において低くなっています。この検査結果は他の症状と関連しており、ＭＲＩと同様に病気の予後の予測に役立つ可能性もあるため、検査を行う価値があるかもしれません。しかし、研究手段に止まるものが大部分であり、臨床場面で使用できる段階にはありません。

## 68 統合失調症は「化学物質のアンバランス」によるのでしょうか？

多くの人たちが、統合失調症は「化学物質のアンバランス」によるものであると言っていますが、統合失調症の治療薬がいろいろな症状を和らげる化学物質であることを考えると、この意見はもっともなものです。しかし、この言葉の実質的な意味については、いまだに研究によって明らかにされておらず、化学物質が脳の構造的な変化とどのように影響し合っているかについてもわかっていません。抗精神病薬が導入されて以来、統合失調症に関する多くの生化学的な仮説が唱えられてきました。これらの薬は、ドーパミン*の受容体や他の受容体に直接作用し、実験室での分析から、その効果は、ドーパミンの活動性と直接関連付けることができるとされています。その結果、ドーパミン仮説はこれまで長い間最も重要な仮説としてあり続けてきました。患者さんの死後脳や陽電子放射断層撮影法*（PET）検査による研究によれば、統合失調症の脳ではドーパミン受容体が増加しており、これはドーパミン仮説を支持します。このような所見は治療薬の影響ではなく、疾患自体によるものだ、ということを示す証拠もあります。

***ドーパミン** 脳内の神経細胞間の〝メッセージ〟を伝達する際に重要な化学物質。

***陽電子放射断層撮影法（PET）** 放射線検査のひとつで、放射線で標識され、比較的速やかに脳

他の神経伝達物質である*セロトニンやＧＡＢＡなども、何らかの形で統合失調症の病態に関連していると考えられており、それは、これらの神経伝達物質がドーパミン受容体に影響を及ぼすためのようです。

　もっと最近では、「グルタミン酸仮説」が、ドーパミン仮説よりも注目されるようになってきました。Ｌ‐グルタミン酸（グルタミン酸）は、脳神経系全体における主要な興奮性のアミノ酸神経伝達物質であり、神経の移動や分化、軸索の新生、神経の生存などに影響を及ぼすことで、脳の発達において重要な役割を果たしていることが知られています。グルタミン酸が最初に統合失調症に関連していると考えられるようになったのは、よく知られた娯楽ドラッグであるフェンシクリジン（ＰＣＰ）を使用すると、統合失調症に似た症状を呈するうえ、この薬は主にグルタミン酸受容体に作用することが知られていたからです。その後、グルタミン酸受容体のうち、Ｎ‐メチル‐Ｄ‐アスパラギン酸（ＮＭＤＡ）受容体を介するグルタミン酸神経伝達の障害が、統合失調症の病態生理に関係しているかもしれない、ということを示唆するさまざまな証拠が発表され、統合失調症のＮ

内に移行する物質を被験者の静脈内に注入し、脳での代謝を測定します。脳の写真を撮ると、注入された物質を代謝している領域は「ライトアップ」されて見えます。ＰＥＴ検査は、初期の脳腫瘍を検出する重要な手段であると同時に、アルツハイマー病研究にも利用されてきました。しかし、放射線標識された物質を作るのに粒子加速器を要するなど、技術的に難しく、検査費が高く、さらに、患者さんにとって不快な検査である、といった欠点があります。このため、統合失調症の研究者の間では、最近はこの検査はあまり行われなくなって

ＭＤＡ受容体機能低下仮説が広く知られるようになりました。ドーパミン仮説は、過剰なドーパミン機能が統合失調症の原因のひとつになっているのではないか、というものですが、グルタミン酸仮説では、グルタミン酸系の機能低下を想定しています。どちらの仮説にもしっかりした根拠があり、これは、健常者がある種のストリート・ドラッグを使用したときに統合失調症に似た症状が起こりうる、という観察に基づいています。ＰＣＰはグルタミン酸の働きに拮抗することで、統合失調症に最もよく似た症状を引き起こしますし、アンフェタミンもまた、ドーパミン受容体を刺激することで、ある種の急性の幻覚や妄想を起こします。概して、ＰＣＰやその類似薬は、アンフェタミン類似薬に比べ、統合失調症の陽性症状や陰性症状により近い症状を引き起こします。アンフェタミン類似薬が、統合失調症の中核症状のうちのいくつかの症状――思考形式の障害や陰性症状など――を起こさないのに対して、ＰＣＰは起こしうるのです。他の薬物療法では症状が一部残ってしまう慢性期の統合失調症患者さんに対して、グルタミン酸仮説に基づいて、ＮＭＤＡ受容体の刺激物質であるグリシンやｄ‐セリンという物質を付加的治療薬として用いることが現在では行われています。

**＊セロトニン**　脳、血小板、消化管、松果体などに分布しているホルモン。セロトニンは、神経伝達物質（神経から神経へと次々にメッセージが伝えられていくときに使われる物質）としての作用、また血管収縮物質（血管を狭くする物質）としての作用を持っています。脳内のセロトニンの不足が、うつ病の原因のひとつと考えられています。

ています。

## 69 脳の変化はいつ起こるのでしょうか？ 統合失調症は進行性の脳の障害なのでしょうか？

慢性期の統合失調症患者さんでは、ここまでに述べてきたような脳の構造的な変化が起こっていることが知られていますが、ある個人の一生のうちのどの時点で異常を示し始めるのかについては、まだ議論が分かれています。しかし、初発患者さんの研究でも、多くの脳の変化がみられることから考えると、変化は早い時期から起こっていることが示唆されます。最近のいくつかのハイリスク研究[訳注]によって、実際に脳の変化が病気の発症より先に始まり、症状の出現とともに、脳の異常が進行し続ける、という証拠が得られています。この問題についてはさらに研究が必要ですが、そういった研究が意味するものはとても大きいのです。つまり、統合失調症に特徴的な進行性の脳構造の変化があって、それが臨床症状の進行に関連しているとすれば、それを予防するために早期の段階で薬物療法を導入す

〔訳注〕統合失調症の親から生まれた子供などの統合失調症になる危険性が大きい、と予想される人たちを対象とした研究。

る必要があるでしょう。現在いくつかの研究グループがこの問題に取り組んでいるので、近い将来、早期治療やその方法について明らかにされることが期待されます。

## 70 統合失調症の「神経発達障害仮説」とは何でしょうか?

この十年以上の間、多くの研究者たちは、統合失調症の脳の構造的な異常は、少なくとも部分的には神経発達に原因があるにちがいない、と考えてきました。つまり、胎生期における発達途上の脳に損傷を受けたり、おそらく遺伝的な要因によって胎生期の神経成長に障害が生じたりすることが原因で起きるというものです。思春期発症の病気では、その時期における脳の各部位間の神経連絡の再構成が、異常な形で起こっているのかもしれない、という別の仮説もありました。統合失調症を進行性の変性過程を特徴とする病気と考える代わりに、上記のような理論を作り上げてきた主な理由は、罹病期間と脳に起こる異常な変化の量とは全く無関係であることや、統合失調症患者さんの脳では細胞が変性したという証拠が全くない、

右
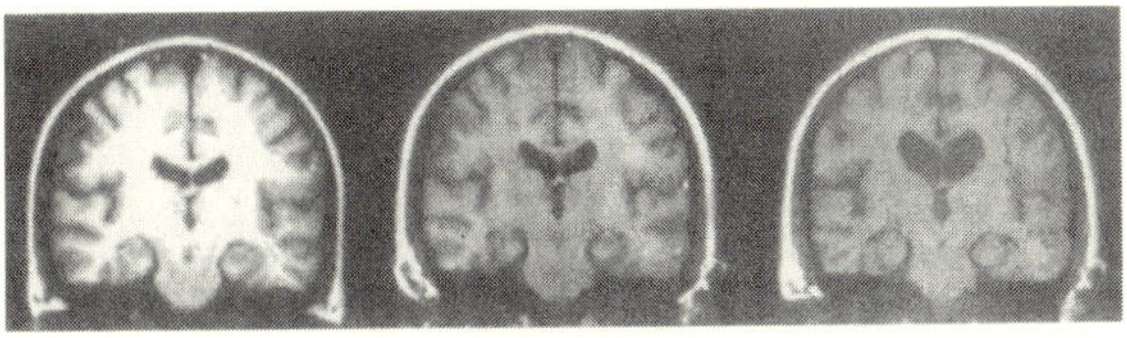
左

1990年2月
初発時

1995年2月
5年後

2000年1月
10年後

**図5**　MRIによる十年間の経過観察。34歳の慢性統合失調症の女性（この方には兄弟にも統合失調症を発症している方が一人います）

ということでした。しかし、厳密に計画され実施された長期的な研究の結果から、脳室は時間経過とともに拡大し続けることや、統合失調症に関連する異常には、何ひとつとして固定的なものはなさそうだ、ということが今や明らかになってきました。神経発達障害仮説と神経変性仮説の組み合わせについては、「遺伝的リスクについて」（パート4の図3、120頁）を参照してください。表3（132頁）では、統合失調症患者さんの脳において見つかってきている変化、さらにこれらの構造物が進行性に変化していくという証拠があるのか、についてまとめています。図5は、そのような例のひとつとして三十四歳という若い統合失調症の女性の脳を示したものですが、この患者さんの脳室は、病気の初発時、五年後、十年後と経過するに従って次第に拡大してきていることがわかります。

# Part 6

# 薬物乱用と統合失調症

「『ワタシヲオノミ』だなんて、けっこうなはなしだけれど、そこはお利口さんのアリスのこと、さっそくとびついたりはしなかった。『だめだめ、まず［毒］って書いてないどうか、よくたしかめなくっちゃ』。……けれども、このびんには［毒］なんて書いてないし、そこで思いきってお味見すると、なかなかいけるじゃないか……アリスはあっというまにのみほしてしまった」

ルイス・キャロル『*Alice's Adventures in Wonderland*』一八六五の
「ウサギ穴をおりると」から
（『不思議の国のアリス』矢川澄子訳、新潮文庫より引用）

## 71 青年期のドラッグ使用によって統合失調症になることがあるのでしょうか？

古くから知られていたことですが、急性期の統合失調症を初めて発症した人たちは、さまざまなストリート・ドラッグを使用しており、統合失調症が発症したのはドラッグのせいだと考える患者さんやご家族は大勢います。統合失調症を発症する人たちは、発症しない同世代の人たちに比べてドラッグの使用率が高いのですが、ドラッグの乱用と統合失調症の発症のどちらが先に起きるのかについては、長い間議論が分かれていました。ある特定のドラッグが統合失調症を引き起こしうるのでしょうか？　それとも、統合失調症を発症する前には情緒的な問題が多少起きるため、ドラッグを試して不快な気分や症状を癒そうとするのでしょうか？　最近のヨーロッパの研究データは、頻繁にドラッグ、特に大麻（マリファナ）を使用すると、それが統合失調症の原因になるかもしれないと示唆しています。しかし一般的には、大麻などのドラッグを使用しても、多くの場合、統合失調症にはならないため、発症する場合は、病気の発症につながる何らかの遺伝的素因ももっているに違いない、と考えられています。あるいは、すでに決まっている病気の発症が、ドラッグの使用によって早まるだけなのかもしれません。ドラッグの使用は、統合失調症の発症年齢の早さや予後の悪さと関係があることがわかってきており、さらに、女性に比べて男性はドラッグを乱用する傾向が明らかに強いため、特に男性の統合失調症と関係があります。有害となりうるドラッグの種類も世界中で違っていて、その時代における流行、手に入りやすさ、などによって変化します。当然ですが、乱用されるドラッグの種類も、場所や時代に左右されます。その時々に流行っていたさまざまなドラッグは、いろいろな俗称で呼ばれてきました――アンフェタミン(スピードとかエクスタシーと呼ばれます)、PCP、リセルグ酸ジエチルアミド（LSD)、大麻（マリファナ、ハシーシ）などがあります。LSDは一九六〇年代に大流行し、この薬の乱用についての歌も人気が出たくらいです（たとえば、ビートルズの『ルーシー（L)・イン・ザ・スカイ（S)・ウィズ・ダイアモンズ（D)』など)。他のドラッグもそうですが、特にLSDとPCPは、健常者に幻覚を起こすとされますが、大麻は統合失調症との関連を指摘されているにもかかわらず、健常者が使用しても幻覚を引き起こさないとされています。

## 72 統合失調症の患者さんはマリファナを吸っても大丈夫でしょうか？

今や多くの研究によって、マリファナの使用と統合失調症発症との間に強い関連があることが示されています。したがって、すでに統合失調症と診断されている人がマリファナを使用するのは賢明ではありません。マリファナと統合失調症とが関係するという新しい報告がなされるようになったのは、近年、街頭で売られているマリファナの力価がどんどん強くなってきたからではないか、と考えている人たちもいます。統合失調症と診断された後に大麻やマリファナ（これらは、他のストリート・ドラッグに比べて容易に入手できます）を使い続けると、治療薬が効きにくくなるため有害無益です。このようなドラッグを使うと、患者さんは治療薬をきちんと内服しなくなり、予後が悪くなり、再び入院しなければならなくなります。そうなって初めてドラッグに手を出してはいけないことを認識するのです。統合失調症を発症した人たちがこういったドラッグを使用したときの効果は、発症していない人が使用した場合に得られるような幸福感や落ち着く感じではないことが多いのですが、この違いのメカニズムはわかっていません。

## 73 統合失調症に似た症状を起こしやすいドラッグがあるのでしょうか?

あらゆるストリート・ドラッグは、統合失調症に似た症状を起こし得ます。メタンフェタミンやPCPなどの一部の薬は、一定量を投与すると、健常者にも統合失調症のような症状を急性に引き起こすことが知られています。この二つのドラッグは、一部の国々で流行しています。アフリカではメタンフェタミンの使用量が高く、幅広く使用されている国が多いため、このような国々の精神科医は、本当の慢性期の統合失調症とメタンフェタミンの継続使用による症状を区別するのが難しくなっています。

## 74 統合失調症に罹っていても、飲酒してよいのでしょうか？

答えは、ずばり「いいえ」です。通常なら適量のアルコールでも、多くの患者さんにとっては、感情が不安定になったり統合失調症の症状が悪化したりする、というような弊害があるばかりか、処方された薬を服用しなくなって再入院しなければならなくなることもあります。患者さんは節度を保って飲酒することが難しいため、アルコールはお勧めできないことは確かです。夕刻に皆で一杯やるときに少し飲むのであれば、患者さんが皆と友達になり社会に溶け込むために役立つかもしれません。しかし、飲みすぎが有害なのは万人に共通であり、特に統合失調症の人々はアルコールの影響を受けやすいのです。

## 75 どうして統合失調症の患者さんは喫煙量が多いのでしょうか？

精神科病棟に入院している患者さんたちの大部分がチェーンスモーカーだということはかなり前から知られていて、現在では多くの科学的な調査によって、喫煙と統合失調症との関係が確認されています。昔の行動療法では、目標を達成すると一箱もらえる、というやり方で、タバコが適応的な行動の強化に用いられていました。タバコを吸い過ぎると、肺ガンのようなタバコが原因となるガンが統合失調症の患者さんの中で増えるのではないか、と危惧されるかもしれませんが、そんなことはないようです。統合失調症の方々の喫煙量が多いのは、根本にある精神病理のためなのか、それとも統合失調症という病気になってしまったことの社会的な結果なのかは、現在のところはっきりしていません。統合失調症の患者さんが依存的な喫煙習慣を身につけてしまうのは、いつもストレスを感じて不快であるために、何か手を使ったり口の中を満たしたりして刺激を受けていないと耐えられない、というだけのことかもしれません。しかし、この現象には確かな科学的根拠があることが、コロラドの有名な研究者であるロバート・フリードマン博士の研究によって、最近わかりました。彼は、統合失調症患者さんにおいて喫煙量が非常に多い、すなわちニコチンへの渇望が強いのは、脳内のニコチン受容体の異常が基礎にあるからだ、と主張しています。彼の研究所では現在、統合失調症の患者さんにおけるニコチン受容体、この受容体の異常に関する遺伝的脆弱性、さらには、そういった異常な作用を打ち消すことができるような薬について研究しています。しかし、統合失調症の症状を和らげる効果を持つそうした薬は、まだ見つかっていません。

# Part 7

## 統合失調症における暴力や攻撃性について

「短剣ではないか、そこに見えるのは、手にとれと言わんばかりに？　よし、掴んでやる…（中略）…さ、行け、それで、終わりだ。鐘がおれを呼んでいる。聴くのではないぞ、ダンカン、あれこそ、貴様を迎える鐘の音、天国へか、それとも地獄へか」

シェイクスピア『*Macbeth*』第二幕第一場
（『マクベス』福田恒存訳、新潮文庫より引用）

## 76 統合失調症の患者さんは、暴力行為が多いのでしょうか？

**暴**力は、統合失調症の症状ではありません。統合失調症の人は、症状を抑えるための薬物療法を受けていれば、他の人たちと同じように何ら危険ではありません。実際に、統合失調症の人たちは、他人ではなく自分を傷つけることの方がはるかに多いのです。しかし、統合失調症の人たちは暴力的になる、という一般通念があります。こうした考え方は、特に世間の注目を集めたケースや、映画のテーマになったケースに基づいているのでしょう。たとえば、「『別居中の妻を殺さなければならない』という妄想はもはやなくなった」と主治医に信じ込ませてニューヨーク州ロングアイランドの州立精神科病院を退院し、その直後に妻の家に行って彼女を殺害した妄想型の統合失調症患者や、ニューヨーク市営地下鉄のプラットホームで電車が入ってくるときに少女を線路に突き落とした、幻覚症状のあるホームレスの男性のケースなどです。また、「爆弾魔」と呼ばれたテッド・カジンスキーは、間違いなく妄想型の統合失調症であり、思考障害を持っていたことは、彼がニューヨークタイムズ紙に送った宣言書から明らかです。イギリスで「ヨークシャーの切り裂き魔」として知られた連続殺人犯は、統合失調症を発症しており、裁判の後に長期滞在型の司法精神病院に送られました。さらに、ロングアイランド鉄道の車内で乗客を無差別に銃殺した、重症の偏執性妄想に冒されていた若い男性は、未治療の妄想型統合失調症の種々の特徴を何年も呈していたにもかかわらず、まわりのほとんどの人たちは彼に治療を受けさせようとしませんでした。最後の例として、ずいぶん前のことですが、「レーガン大統領を銃撃しなければならない」という妄想にとりつかれ、それを行動に移してしまったことで有名なジョン・ヒンクリー・ジュニアは、統合失調症と診断され、犯行後ずっと精神病院に入院しています。特にこのケースは、ロングアイランド鉄道の銃殺のケースと同様に、本人は事件のずっと前から統合失調症を発症していて、不安定な行動や、警鐘となるいくつもの精神病的な振る舞いが見られており、家族や友人、さらに専門家が、もっと早い段階で介入すべきでした。ジョン・ヒンクリー・ジュニアは、合衆国大統領をつけ狙っているアメリカ人の精神病者が主人公となっている映画『タクシードライバー』に、何年もの間とりつかれていました。ジョンは、この映画で魅力的な若い女性の役を演じたハリウッド女優ジョディ・フォスターに対して、自分と恋愛関係になっていると思うようになり、彼女に手紙を出したり、彼女がエール大学の学生だった頃、学校に訪ねていこうとしたりするなど、ストーカー行為をするまでになりました。この映画にとりつかれたことが、彼が拳銃を購入し、ついには一九八一年三月二十九日、レーガン大統領とその広報秘書ジェームス・ブラディ、さらにその場に居合わせた他の二人に向けて発砲し負傷させることになった原因なのだ、と言う人もいます。裁判が行われ、最終的に精神病による犯行とされ無罪となり、彼はワシントンにある聖エリザベス病院の特別司法病棟に送られました。何が悲劇だったのかといえば、もし事件の前の何年かの間で、彼を診察したことのある精神科医を含めた専門家のうちの誰かが、彼を適切に診断して抗精神病薬による治療を行っていれば、彼が大統領や他の人たちに対して加えてしまったような凶行は起こらなかったのではないか、と考えられることです。多くのそのような出来事により、統合失調症という診断がついている人たちは危険だ、という印象を一般の人たちが持つようになってしまいました。しかし、ここでいくつかの事例を挙げましたが、暴力が実際に起こるとき、その矛先が向けられるのは患者さん本人の家族であることが最も多く、しかもその暴力は計画的なものではありません。さらに、暴力的な犯罪の事例はすべて、犯行に及んだ人たちにとって、病気が治療されていない不安定な時期に起こったものなのです。先に述べた地下鉄の事件がきっかけで、ニューヨーク州は強制的な外来治療の法案（ケンドラの法律：地下鉄の線路に突き落とされて亡くなった少女にちなんで、この名前が付けられました）を通過させ、これによって、退院した統合失調症患者さんたちは自らの意思で治療をやめるという選択ができなくなりました。

## 77 暴力行為を予測することに関する研究はあるのでしょうか？

飲酒やストリート・ドラッグの使用、処方通りに薬をのまない、といったことによって、暴力の起こる確率が高まります。将来の暴力行為を予測する上で最も重要なのは、過去に暴力行為があったかどうかであり、これは統合失調症を発症しているいないにかかわらず言えることです。精神疾患の患者さんが、他人が自分に危害を加えようとしている、自分の心がコントロールできない力によって支配されている、誰かの考えが自分の頭の中に吹き込まれている、などと感じている場合には、暴力行為をとても起こしやすくなります。暴力を予測しうる他の症状としては、「命令性幻聴」と呼ばれる特有の幻聴があり、これは、何かをするように（多くの場合、自分や他人を傷つけるように）命令する声が、実際には自分の内部で生まれているのに、まるで外部から自分の中に入ってくるように聞こえる、というものです。この種の幻聴があって、その声に従って行動しなければならないと思っている場合、これは暴力行為を予測する上での非常に強いサインです。もちろん、暴力行為を予測する上で最も重要なのは、やはり過去の暴力行為の存在なのですが。

　ところが警察は、風変わりな行動をしている人がどんなときに暴力行為に及びやすいのかを知らず、予防手段として統合失調症の人たちを保護することがよくあります。このようなことは特にワシントンではよく見られます。というのも、ワシントンでは警戒が特に重要なのでしょうが、ときにそれが行き過ぎになっているのです。たとえば、妄想型などの統合失調症の患者さんは、連邦捜査局（ＦＢＩ）、国税庁、大統領に関する妄想を抱くことが多いため、全米各地から首都ワシントンまで旅して来ることがよくあります。かつて唯一の連邦精神科病院であった聖エリザベス病院には、二十世紀後半の長い間、司法部門の中に「ホワイトハウス事例」のための特別病棟がありました。大統領を脅かした人は皆そこに連れて来られ、秘密検察局の許可が下りるまで出られなかったようです。私は、かつてこの病棟のある患者さんを鑑定しましたが、なんと彼が犯した罪というのは、彼が多くのことを当時の大統領ジェラルド・フォードと共有していると感じており、ホワイトハウスの門前で「僕が噛んでいる風船ガムをフォード大統領も噛んでほしい！」と懇願したことだけだったのです。法執行官や秘密検察局、ＦＢＩなどは、暴力行為を予測する方法や、統合失調症患者さんへの対応の仕方についてもっと学ぶ必要があるのではないでしょうか。

## 78 統合失調症の患者さんの犯罪率は高いのでしょうか？

**犯**罪というものは暴力行為に限りません。盗みや器物損壊など、種々の犯罪が懲役判決の対象になりえます。一般に精神病質と呼ばれる反社会的行動様式は、明らかに犯罪に関連しています。しかし、統合失調症を発症した人と発症していない人を対象にした大規模な研究により、精神病質は統合失調症と関係がない、ということが示されています。つまり、精神病という診断の有無ではなく、精神病質自体が犯罪と関連しているのです。さらに、家族研究によって、統合失調症患者さんの親族に精神病質の人が多いわけではないことが示されており、統合失調症患者さんが遺伝的に犯罪と関連するということはありません。

## 79　家族や友人が暴力を振るったら、どうすればよいのでしょうか？

身近に統合失調症患者さんがいる人たちの多くは、アメリカ合衆国の精神保健制度の現状に不満を抱いていますが、それはこの制度が、患者さんが他人に対して危険な行動をとるか、あるいは自殺の恐れが非常に大きくなるまで、彼らに対して援助を行わない場合がほとんどだからです。もちろんこのような状況では、ただちに緊急電話で警察を呼んで、その患者さんを取り抑えて精神科に連れて行ってもらわなければなりません。ただし、不幸なことに、暴れている患者さんを恐れて、警察が取り抑える際に暴力を振るい、患者さんがその暴力の犠牲になってしまうことがとても多く、場合によっては負傷し、死に至ることもあります。[訳注] 警察などの公共の緊急対応部門は、このような急性期の患者さんたちへの治療についての訓練を受け、彼らを安全に精神科救急病室へと移送する方法を身につけるべきです。しかし、実際にはそうではなく、患者さんたちは刑務所に連れて行かれ、そこで必要な薬も与えられずに何日も閉じ込められるということがあまりにも多いのです。このようなとき、家族や友人は、患者さんが適切な治療を受けられるようにする、弁護士を確保する、といった援助をすることが肝要です。

〔訳注〕 日本ではそのようなことはない。

# Part 8

# 統合失調症と自殺行動

「みなシャロット姫の最期の歌声を聴いた…

姫の御体から流れ出た血がゆっくりと凍りつき、姫の両の目がすっかり光を失ってしまうまで…

これは誰？　ここはいづこ？　ほど近い光射す宮殿からは、活気あふれる音が絶えた…

しかしランスロット卿は、しばしの瞑想の後、『神の御恵み、麗しのシャロット姫君に垂れたまわんことを』と囁き、祈りを捧げた」


アルフレッド・テニスン『*The Lady of Shalott*』第四部

## 80 統合失調症における自殺のサインにはどのようなものがあるでしょうか？

一般に、自殺はうつ病に特有のものと思われていますが、そうではありません。統合失調症の人たちのおよそ十人に一人は自ら命を絶ってしまい、そのため統合失調症の人の平均寿命は一般人口の平均寿命に比べて短いのです。さらに、自殺未遂例は、既遂例の何倍もの数に上ります。統合失調症の人にとって自殺の危険が最も高くなるのは、多くの場合、年齢が若く、初めて統合失調症という診断を受け、薬物療法を始めるようになり、病院を退院した後しばらくの期間です。このような人たちは、支援ネットワークや定期的な治療にしっかりつながっていないことがよくあります。彼らは、病気のことや、継続的な服薬の必要性について、十分な教育を受けていません。自らの病気を否認していて、そのため、症状が軽減した後、病前の状態に戻り、主治医から勧められている薬の内服をやめてしまう、ということがしょっちゅうです。しかし、彼らは、以前の生活に適応し、再び自立した生活を楽しむ、ということが難しくなっていることに気づくのです。多くの友人が彼らを見捨て、その結果、他人とのつながりや親しい関係が全体的に乏しくなります。この時期にこそ、強力な支援やアドバイスや専門家によるきめ細かい経過観察が必要なのです。さらに、未婚である、家族の社会経済的な水準が高い、知的水準が高く人生への期待が大きい、などといったことはすべて、喪失感や絶望感、孤独感に陥りやすくなる要因です。本人が処方された薬をきちんと服用せず、ストリート・ドラッグに走ってしまうと、自殺の危険性は相当高くなります。自殺につながりやすい症状ということでは、あらゆる自殺例と同様、統合失調症の人たちにおいても、やはりうつ状態が群を抜いて多くなります。より頻度が低いものとして、妄想が発作的に強く起こって、それが自殺行動につながることがありますが、これは、誰かに追われているという妄想から解放される唯一の手段として自殺を行うような場合です。ときに、自分を傷つけろ、と命令する声に従って自殺行為に及んでしまうこともあります。あまり知られていないのですが、統合失調症の患者さんの大部分に、病気の経過のどこかの時点でうつ状態が出現します。

ケイ・ジャミソンは（Jamison, 1999）『*Night Falls Fast: Understanding Suicide*』（邦訳『早すぎる夜の訪れ―自殺の研究』亀井よし子訳、新潮社）という本の中で、親友の男性を最終的に自殺に至らしめた、精神病的行動やうつ病的行動の発症の過程について記述しています。彼女（ケイ）がそばにいてあげられたら、彼の自殺を防ぐことはできたのでしょうか？　彼女がこの疑問に対する答えを出せる日は、永久に訪れないでしょう。けれども、この本は、自殺が差し迫っていることを示すあらゆるサイン、さらにどのようにしてその状況を乗り切るか（彼女自身が乗り切ったように）、についてわかりやすく書いています。同様に本書の序文でも、「心の苦しみ」のため最終的に自ら命を絶つ、という形で愛するお子さんを失ってしまった、あるご家族の苦闘を例として載せています。このようなわけで、本書の副題を『苦しみを乗り越えるために』にしたのです。

## 81　自殺行動を防ぐためにどんなことができるでしょうか？

**何**よりも重要な自殺の予防法は、統合失調症の診断がついて間もない患者さんたちへの、しっかりとした経過観察です。そのような患者さんたちが退院する前に適切な支援制度が用意されなければならないのですが、ここでいう支援には、精神科での治療だけでなく、職業リハビリ、家族への支援、社会的・経済的援助、そして、包括的な治療計画が実行されていることを確認するための、健康支援スタッフによる経過観察、などが含まれます。

現在では、ある種の薬が自殺念慮を抑える上で特に有用なのではないかと考えられていますが、そのメカニズムについてはよくわかっていません。他の薬に比べて自殺行動を明らかに減少させる、ということが大規模な治験で示された薬として、クロザピンがあります。仮説に過ぎませんが、この効果は、クロザピンが持つ、脳内のセロトニン受容体への顕著な刺激作用によるものかもしれません。ずっと前から、自殺は脳内のセロトニン代謝物の濃度が低いことと関係があり、脳のセロトニンの分泌が少ないことによるのではないかと示唆されてきました。セロトニンは、感情に関係する脳領域において豊富に存在する神経伝達物質です。したがって、気分の落ち込みはセロトニンが低下したことの表れである可能性があり、このことを裏付けるものとして、セロトニン再取り込み阻害薬（ＳＳＲＩ）と呼ばれる新しい抗うつ薬は、脳組織におけるセロトニン量を上げることでうつ状態を改善させるのに役立つ、という事実があります。

# *Part 9*

# 女性特有の問題

「家庭の中だけでなく、国会でも、男性が女性のことを対等に見る日がやって来るでしょう。そのときが来て初めて、男女の間に完全な友情、すなわち理想的な調和が生まれるでしょうし、その結果として、人類が最も成長した状態へと進化するのだと思います」

スーザン・B・アンソニー

「覚えていてください。何人たりとも、無下にあなたを見下したりできない、ということを」

エレノア・ルーズベルト

「男性であるとはどういうことかを理解できるよう、女性であるとはどういうことなのか教えてください」

トニ・モリソン、一九九三年のノーベル賞受賞講演にて

## 82 女性の統合失調症と男性の統合失調症とは違うのでしょうか？

長い間、アメリカやその他の国では、威張っている夫との家庭生活がうまくいかない、というだけの理由で、女性は長期間、精神科病院に収容させられてきました。妻を入院させておきたいと思っている夫は、入院委託書にサインし、妻に精神症状があると主張することができました。ゲラーとハリス（Geller & Harris, 1994）は、古くは一八四〇年頃から一九四五年までの間の、この種の典型的な女性の歴史についての記録を残しています。より人間的な治療が行われるようになり、急性期の危険な状態でないかぎり強制入院を禁ずる法律ができたため、このような不平等は解消されてきました。しかし、精神科の歴史にはこうした不平等の記録が残っています。実際、統合失調症は全体として男性より女性のほうがずっと予後が良いので、多くの女性を長期にわたって入院させておく理由はありません。女性は男性より平均して発症年齢が高く、症状の現れ方も異なっていて、男性に比べて速やかに治癒するような短期の精神症状を呈することが多いのです。薬物療法を受けていない場合でも、女性は男性より攻撃性が低く、他者に危害を加えることが少ない傾向にあります。男性が女性に比べて社会的な機能が低くなってしまう原因は、男性のほうが発症の時点までに到達している社会的発達の水準が低いことにあると考えられます。だとすると、統合失調症の生物学の中で、発症年齢は重要な意味を持つ可能性がありま す。晩発性の統合失調症（四十歳以上で発症したもの）は、そのほとんどが女性です。女性は男性に比べ、統合失調感情障害と診断されることが多く、妄想型統合失調症と診断されることが少ないのですが、この違いのうちどの程度が、文化的な違いということで多少なりとも説明がつくものなのかはわかっていません。薬物療法の効果にも男女差があるため、女性での薬物療法は男性のものとは変えるべきでしょう。女性のほうが症状を抑えるために必要な薬の量が少なくて済むことが多く、また、重大な副作用の中には女性のほうが起こりやすいものもあります。しかし、薬の効き方に影響を与える可能性のある環境その他のさまざまな条件（たとえば喫煙）を統制した上で、男女を比較した薬の臨床試験は、非常に少ないのが現状です。女性は研究的な臨床試験において無視されたり、対象から外されたりする傾向さえあります。

男女差を説明するものとして、エストロゲン*には統合失調症の発症を防ぐ効果があるに違いない、という考えがあります。エストロゲンによってドーパミンＤ２受容体が調節されていることや、エストロゲンが弱い抗精神病作用を持つことを示した研究もあります。しかし、エストロゲンだけが男女差の理由ではありません。事実、遺伝も実際の発症年齢に明らかに影響を及ぼしています。女性では統合失調症の発症年齢が男性より平均二、三年高いにもかかわらず、家族内に統合失調症を発症した人が複数いる場合には、その発症年齢は性別とは無関係にほとんど同じになる傾向があります。このことは、遺伝も発症年齢に影響していることを意味しています。統合失調症における男女差が遺伝的なものだとしたら、少なくとも病気の現れ方を調節している遺伝子や、完全に発症を規定している遺伝子は、性染色体上に存在する可能性があります。この説はまだ証明されていませんが、現在広く議論されています（DeLisi & Crow, 1989）。

***エストロゲン**　女性の臓器（卵巣）で産生される女性ホルモン。その産生量は、月経周期を通じて変化し、閉経後は減少します。

## 83 妊娠中の患者さんは、統合失調症の治療薬をのむべきでしょうか？

抗精神病薬を服用している女性は、高プロラクチン血症という副作用のため、このような薬を服用していない女性に比べて子供ができにくくなっています。発達中の胎児に母体から抗精神病薬が移行したり、授乳を通じて抗精神病薬が赤ちゃんに移行したりすると、その後長期にわたって後遺症が残ることがあります。従来型の抗精神病薬は、特に妊娠早期（第四週から十週）の間に服用すると、実際に先天奇形のリスクが高まります。しかし、妊娠中の女性ではどのくらいの抗精神病薬を服用すればよいのか、という点は十分に研究されておらず、異なった抗精神病薬間で発達中の胎児に与える影響を比較する臨床試験も行われていません。このような研究不足は望ましくない事態ですが、現在まで、不足していることさえ指摘されずにきました。これに対する多くの研究者の弁明として一般的なのは、研究ではホルモンの変化を統制することができないため、女性についての研究結果を解釈するのは難しい、というものです。ホルモンが抗精神病薬の作用を修飾するため、妊娠中には薬の量が少なくて済む可能性がありますが、この点は注意深く検討されなければなりません。出産前後では、ホルモン状態が急激に変化するため、この時期の女性への薬物調整も非常に重要なのですが、このことについて記載した文献はほとんどありません。統合失調症に罹っていると、早産や低出生体重児などといった、産科合併症のリスクも高まります。しかし、産科合併症と、母親の抗精神病薬による治療状況や精神状態との相互作用については、わかっていません。一般に、統合失調症の女性は、妊娠中に良好な医療ケアを受けないことが多いため、それも産科合併症の増加につながるかもしれません。このように、統合失調症の女性の妊娠についての研究は明らかに不十分です。結局のところ、精神病を抑えるための薬を中断してしまうことのリスクと、そういった薬が胎児や母体に及ぼすリスクとを天秤にかけて考えるしかないのです。

さらに、統合失調症の女性は性行為を強要され、望まない妊娠をする割合が高いとされています。また、彼女たちは、母親として子供を養育したり、子供の要求に応えたりする能力が低下していることがあり、そうした状況や能力障害を乗り越えるための特別な援助が必要です。

## 84 産後に再発するリスクとはどのようなものでしょうか？

統合失調症の女性が出産した後は、特に手厚い援助を行って出産後の再発を防ぐ、あるいは、再発兆候を早期に見つけて、集中的な治療に素早く移行する必要があります。過去に精神疾患の既往がある女性では、ない女性に比べ、産後の精神障害（特にうつ病と精神病）のリスクが高くなります。出産前後の期間のホルモン量の変化に応じて、抗精神病薬の量を調整することも必要かもしれません。残念なことに、アメリカでは、出産後に病気が再発したり、出産後の半年間に初めての精神病病相が出現したりして、世間の注目を集めてしまうケースが、これまであまりにも多くありました。極端な場合には、このような女性は自分の子供に対して非常に危険なことをしてしまう可能性があり、実際に、有名なアンドレア・イェーツの例のように、さまざまな妄想的観念に左右されて子供に危害を与えてしまうこともあります。イェーツ夫人は自分の子供たちに対して、悪魔に呪われているなどの多くの妄想を持ち、おそらくは、子供たちの苦痛を取り除いてあげなければという思いから、子供を一人ずつ溺死させていったのです。驚いたことに彼女の夫は、彼女が精神的に問題を抱えていることに気づかず、いっさいの警告サインを見落としていました。このような悲劇的な出来事を避けるためには、精神疾患を発症するリスクが高い産後の女性に対して医療者が注意深く経過観察し、適宜治療を行い、家族教育を行っていくことが必要です。

## 85 母乳栄養はしてよいのでしょうか？

産後の乳汁分泌や授乳は、古典的な抗精神病薬による副作用の高プロラクチン血症を悪化させることがあります。また、母乳中に抗精神病薬が排出していると考えられるため、服薬中の患者さんが赤ちゃんに母乳を与えるのは要注意です。抗精神病薬が発育中の赤ちゃんに与える影響についてはわかっていませんが、脳や神経系に対して持続的な影響を及ぼしうると考えられています。抗精神病薬を服用している患者さんが母乳で育てた子供についての研究や、新しい非定型抗精神病薬が従来型の抗精神病薬よりも女性にとって安全なのかどうかを調べた研究はありません。抗うつ薬も含め、このような薬物のうちのいずれかが脳の成長や発達に影響するのかどうかは、現時点では知られていないのです。したがって、こういった薬を服用している女性には、子供を母乳で育てないことをお勧めします。近い将来、製薬会社がこういった重要な問題について、責任をもって調査することが望まれます。

## 86 「統合失調症を作る母」は、存在するのでしょうか?

一九六〇年代には、統合失調症は核家族内のコミュニケーションのひずみが原因で起こる、という考え方がとても流行していました。赤ちゃんの頃から子供と密接に関わる母親は、子供に対して最も強い影響を及ぼし、ひずんだコミュニケーション様式を伝える機会が最も多い存在とみなされ、「統合失調症を作る母」と名づけられたのです。有名な精神分析医のフリーダ・フロム・ライヒマンが取り入れたことで知られている理論は、患者さんをいったん幼児返りさせ、母からの養育で欠けていた部分について育て直しをする特殊な精神分析技法を行い、その後再び現在の年齢に戻すというものでした。不幸なことにこの考え方は、患者さんの家族や、担当している精神科医と患者さんの家族との関係に多くの弊害をもたらしました。現在、母親のコミュニケーションの仕方が子供に悪い影響を及ぼし、それによって後に統合失調症が発症しうることを示すような科学的な根拠はありません。

## 87 避妊薬（経口エストロゲン）は、症状の抑制に役立つでしょうか？

**性**的に活発な年齢の統合失調症の女性は、避妊をせず、経口避妊薬もしっかり服用しないことがよくあります。そのため、必要であれば、長期間持続する避妊薬を使用するという選択肢があります。このような薬が抗精神病薬の効果を増強するかどうかについては、あまり研究が行われていません。こういった増強効果の存在を示唆する研究もありますが、本パートですでに述べたように、そもそも女性についての大規模な研究というのは、これまでなされてきませんでした。対象の中に女性も含めて施行される新しい抗精神病薬の臨床試験が、避妊薬を使用しているかどうかについて統制していないのはおかしなことです。女性ではエストロゲンが抗精神病薬の効果を増強する、ということがいくつかの小規模な研究によって示されているため、この問題についても、やはり製薬会社の援助のもとで体系的な臨床試験を行う必要があります。

# Part 10

## ホームレスと統合失調症

「木かげにはテーブルが出ていてね…ウカレウサギと帽子屋がお茶をのんでるところだった。二人のあいだにはネムリネズミがいるけれど、すわったままぐっすりねむりこんでいて、ほかの二人はクッション代りにそこに肘をついて、あたまごしにおしゃべりしてるんだ。『ネムリネズミにしてみれば、いいめいわくじゃないの。でも、よくねこんでて気にならないのかな』。アリスはそう思った」

ルイス・キャロル『*Alice's Adventures in Wonderland*』
（『不思議の国のアリス』矢川澄子訳、新潮文庫より引用）

## 88 ホームレスの人たちの中に、どれくらい統合失調症の患者さんがいるのでしょうか？

**私**たちの多くが、古くなった服を何枚も重ね着し、都市の熱を持った歩道の上に寝ているホームレスの人たちに対して、その上をまたいで歩いたりジャンプしたりします。けれども私たちは、彼らがどんなふうに感じているのかがわかっていないのかもしれませんし、彼らの心は眠っていて、寒さや痛みに鈍感なのだというふうに考えることで、自らの行為を正当化しているのかもしれません。彼らは好んでそのような生活をしているのであり、仮に住居を与えられたとしてもそこには住まないだろう、と主張する人もいます。しかし、そもそもホームレスの人たちにそのような決定をするだけの能力があるかどうかについて、私たちはわかっているのでしょうか？　最近の研究調査では、都会のホームレスの人たちの多くは、実は統合失調症と診断されるのではないかと指摘されています。もしかしたら、そのような人たちは、病気のために住まいを探し求めることができなくなってしまったのかもしれません。

歴史的には、州が運営する公共の精神科施設が増えてくる前は、多くのホームレスの人たちが街路に列を作って生活しており、その中には精神疾患を持った人が高率に含まれていることが広く知られていました。実際、まさにそのような理由で多くの精神科施設が作られるようになった、という面もあるのです（詳細を知りたい方は、巻末のトリー（Torrey, 1998）の文献を参照して下さい）。その後地域の精神保健センターの増設という発想が一九六〇年代に広まり、これが公立精神科病院における抗精神病薬治療の普及とあいまって、長期入院中の統合失調症の患者さんたちに再び地域社会に戻ってもらおう、という動きが生まれました。この計画は、アメリカ合衆国連邦政府の資金供給を受けて行われたものですが、ほかの国々でも同じような計画が実行され、それによって、地域社会に外来患者さんのための精神保健センターが設置されることになりました。しかし、このような地域センター計画は、概ね失敗に終わりました。その主な原因は、患者さんたちを受け入れるための十分な設備を持った中間施設が不足していたこと、さらに、地域センターや、センターと連携する居住施設を維持していくだけの資金供給が不十分だったことにあります。こうして、いわゆる世界的な退院促進への動きは失敗して元の木阿弥となり、再び多くの人たちがホームレスになってしまったのです。

ほかの問題として、入院治療から地域の精神保健センターへ紹介するシステムの調整がうまくいかなかったことが挙げられます。このため、地域センターには入院歴のない、比較的軽症の患者さんが多く訪れることになり、他方、長期の精神科入院を経て地域に戻った患者さんたちにとっては、保健医療サービスの恩恵を受けることが難しくなってしまいました。こうして、新しく地域に戻った患者さんたちは、その後薬を飲むのをやめてしまい、健康に気を配ったり、毎日の生活プランを立てたり、問題に対処するといった能力を失い、その結果、路上での生活を余儀なくされたのです。

精神医学的な状態とは関係なく、最もホームレスになりやすいのは貧困層の人たちです。年次報告書によると、アメリカ合衆国の総人口の六・二%〜九・六%、子供の六・二%〜九・三%が貧困層と推定されています。ある研究では、ホームレスの女性の七十一%が精神疾患に罹っていて、その中で最も高率なのは、薬物乱用（四十三%）で、次いで不安障害（三十五%）、そして統合失調症（十二%）でした。ほかの多くの研究でも同程度の統合失調症の割合が報告されていて、世界的には二～四十五％の間で変動し、平均では十一％とのことです。この統合失調症の割合は、男性より女性においてやや高く、また若年者や、ホームレスの期間が長い人におい て高いようです。一般にホームレスの人は、そうではない人たちに比べ自殺率も高く、これは精神医学的診断とは無関係です。もうひとつ「ホームレス：援助プログラムと援助を受ける人々について」と題する報告があり、これは国勢調査局と米国住宅都市開発省との共同作業によって最近出版された一連の報告書です。この調査には一九九六年の統計が使われていますが、その結果は驚くべきものです。ホームレスの三十八％に、過去一ヵ月の間にアルコールに関連した問題があり、二十六％に薬物使用の問題が見られました。三十九％に何らかの精神的な問題が見られ、さらに、六十六％において、そういった問題のうちの少なくともひとつが存在したというのです。

## 89 どうしてホームレスになるのでしょうか？

一般に、ホームレスになるのは貧困や失業が原因なのですが、どうしてある特定の人だけが、通常の生活をあきらめて路上生活という極端な選択をするのか、という問題はほかに様々な要因があります。世界中で少なくとも百三十万人が、最低限の小屋程度の住居さえないホームレス生活をしていると推定されています。アメリカのような景気の良い国でさえ、少なくとも総人口の一％近くにあたる二百三十万人の老若男女が、一年のうちに少なくとも一回は、一時的にホームレス生活を経験しているようです。女性がホームレスになる主な理由は、家庭内暴力から逃れるというもので、これは男性がホームレスになる理由とはずいぶん違います。統合失調症の患者さんがホームレスになってしまう場合、その責任は精神保健制度が退院後の患者さんに十分なケアを提供できないことにある、とされています。しかし、統合失調症という障害の性質そのものや、その陰性症状によって、ホームレスになっている可能性もあります。つまり、経済的な理由ではなく、統合失調症の患者さんは、適切な住居を手に入れようと考えて計画するという、人が生きていく上で欠かせない能力を発揮できなくなってしまうことが原因ではないか、ということです。

## 90 ホームレスの人たちを避難所や病院に強制収容することはできるのでしょうか？

興味深いことに、十年前には今よりずっと多くのホームレスの人たちがニューヨークの路上で生活していました。どうしてその後、激減したのでしょうか？　それは、精神科施設での統合失調症や薬物乱用の患者さんへの治療が進歩したからというより、ニューヨーク市長ルドルフ・ジュリアーニの権威によるものでした。彼の目標は、路上や公共の公園、建物の軒下などからホームレスの人たちを一掃することでしたが、彼はその手段として主に警察力を行使し、夜間に路上や公園のベンチから彼らを立ち退かせ、それでもまだ路上生活を続けようとすれば、ほとんどの場合刑務所に収容しました。自分や他人を傷つける恐れが切迫していないようなホームレスの場合、精神科での治療や服薬を強制することはできません。しかし、このような人たちは、「ごろついている」という理由で、あるいは何らかの犯罪のために、逮捕され、刑務所に入れられることがあります。不幸なことに、刑務所に監禁された精神疾患の人たちは、適切な医学的治療を受けられないことが多いのです。

ホームレスは、現在なおアメリカの最も重要かつ難しい社会的問題のひとつです。慢性的な貧困と、身体的障害やその他の障害が同時に起こり、それが社会や職場環境、住宅事情などにおける急激な変化と重なることで、多くの人たちがホームレスになりやすい状況になっています。一九八七年のスチュアート・B・マッキニーによる『ホームレス支援法』の制定とともに、国会は、連邦の資金提供を受けた「主流の」住宅・人的サービスプログラムに、ホームレスの人たちを援助することを目的とした資金を追加する必要性を認識するようになりました。実施されたプログラムとしては、非常事態における住居の供給、仮住居のプログラム、以前ホームレスだった人たちへの永住用プログラム、非常時の収容施設の入居引換券を配付し、その引換券と交換で非常の際に収容施設への宿泊を提供するプログラム、食料品室、スープ接待所、食料搬送プログラム、身体的・精神的ヘルスケアプログラム、アルコール・薬物のプログラム、エイズへのプログラム、福祉プログラム、休憩所、短期の農作業の仕事を求めて州から州へと転々としている、家のない人たち（いわゆる「出稼ぎ労働者」）に非常用の住居を提供する移民キャンプ、などがあります。

このように、過去十数年の間にホームレスの人たちへのサービスが飛躍的に向上しました。アメリカでのホームレス支援ネットワークの住居供給能力は、一九八八年から一九九六年の間に二・二倍に成長し、二十七万五千だったベッド数が、一九九六年にはおよそ六十万八千になったのです。この成長の主な理由は、住む場所がない人たちへの一時的または永久的な住宅供給プログラムの整備を優先させた、新しい資金供給にあります。一九八八年から一九九六年までの間に、そのような住居ユニットの数は、ほとんど皆無に近かったところから約二十七万四千に増えましたが、それに対して、非常用住居の収容能力は二十一％の成長に留まりました。主要都市におけるスープ接待所や食料給付サービスは、一九八七年から一九九六年にかけて四倍近くになり、一日あたりの平均の食料数が、一九八七年の九万七千人分から、一九九六年の冬には三十八万二千百人分にまで増えました。全国的には、このプログラムによっておよそ五十七万人分の食料が供給されていたと推定されており、食料のおよそ三分の一は主要都市の外に運び出されて供給されていたことになります。また、公共医療サービス、福祉プログラム、休憩所など、食料給付以外にもホームレスの人たちへのサービスが充実しました。

# Part 11

## 統合失調症とともに生きる

「たとえ自分自身の病気にどのような意味を見出しているとしても、心身に痛みなく生きていくことは、なおいっそう意味があり、いっそう人間的なことである、と私は信じています」

ディーパック・チョプラ『*Unconditional Life: Discovering the Power to Fulfill Your Dreams*』一九九一

## 91 統合失調症へのスティグマ（社会的烙印）は何に由来するのでしょうか？

スティグマ*（社会的烙印）という言葉は、古代ギリシア人が定義したものであり、身体に関する何らかの異常で、それがあると何か悪いことや非道徳的なものを暗示するもののことをいいます。この言葉は、不名誉なこと、恥ずかしいこと、などの同義語として広く使われています。一般に、スティグマを受けるということは、その人は並の人間以下であるとみなされることを意味するため、世間の人々はスティグマを受けた人から離れていきます。「社会」の規範から逸脱した振る舞いをする人も、少数民族へのスティグマと同じようなスティグマを受けています。都会よりも田舎でよく行われていたことですが、何十年もの間、精神疾患を発症した人がいる家族は、その本人を屋根裏部屋や押入れや地下室に隠してきました。家族の誰かが精神疾患に罹っていることが知れ渡ったら、家族全員がスティグマを受けてしまう、という恐怖があったのです。最近までは、うつ病の場合でも同じような状況でした。しかし、この十年の間に、社会的に十分尊

***スティグマ（社会的烙印）**　文字通り、「印」のことです。正当な理由の有無にかかわらず、他の人々とは異なるということを示すために、他人によく見えるように付ける印。

敬されている人たち（ケイ・ジャミソン、マイク・ウォレス、マーゴット・キダー、ブライアン・ウィルソンなど）が、自らの病気を明るみに出し、この話題についての本を出版してきたことで、うつ病や双極性障害は治療可能な病気であるという認識が少しずつ広まってきました。こういった病気を発症した人たちは、いまだにスティグマを受けることがあるかもしれませんが、以前に比べると少なくなりました。教育により、一般の人たちが正しい認識を持つようになったことが、スティグマの軽減に役立ってきたのです。統合失調症においては、なかなかそのような状況になりませんが、これはおそらく統合失調症の人たちがうまく自己主張できないためでしょう。言語や思考の目立った障害や、陰性症状のために、自らの意見を発したり、前向きに行動したりすることができないのです。したがって、患者さんの家族が公の支持団体を作るよりほかありませんでした。社会から尊敬されている家族が加入している多くの支援グループは、定期的な会合や教育のための公共のネットワークを形成するのに役立ち、精神疾患という障害を持つ人たちの権利を求める運動を支援してきました。新しい薬物療法を用い、統合失調症の患者さんが再び生産的な生活を営めるようになり、彼らを怖がる必要はないのだという知識が広まれば、スティグマを減らしていくことができるでしょう。

## 92 統合失調症を発症した人が専門的な分野で創造性を発揮することはできるでしょうか？

創造性のある統合失調症の人、ということでは多くの有名な例があり、その中には、ゲーム理論の業績でノーベル賞を受賞したジョン・ナッシュ、画家のヴァン・ゴッホ、さらには音楽家も何人かいます。創造性は通常、統合失調症より躁うつ病と関連していることが多いのですが、これは躁状態では壮大な考えがどんどん湧いてきてエネルギーが有り余るほどになるのに対して、統合失調症ではひきこもりや意欲の減退が起こり、思考も支離滅裂になってしまうからです。そのような状態は、創造的な営みにはつながりません。統合失調症の症状が出そろう前に創造性を発揮した人というのは、通常ジョン・ナッシュのような例外的な人物であり、しかも病気が慢性期に入ってしまうと、元のような創造的な状態には戻れなくなることがほとんどです。ジョン・ナッシュは、統合失調症を発症する前の若い頃に成し遂げた業績で有名なのであって、発症後は、もし発症していなかったらと仮定したときに予想される程度には、生産的ではなくなってしまったのです。

## 93 統合失調症の親から生まれた赤ちゃんを養子にしても大丈夫でしょうか？

**親**が統合失調症に罹っている場合にその子供が統合失調症を発症するリスクは、一般人口の十倍ほどになります。したがって、そういった子供を養子にすることについては慎重に考える必要があります。その子供が何年もの間、健康に過ごしているように見えたとしても、養父母が長年手塩にかけて育ててきた後に発症してしまう、という悲劇が起こりえます。そういった子供を養子にするかどうかを決めるのは個人的な判断になりますが、少なくとも、病気が完全に発症してしまうのを予防できる早期治療薬が使えるようになるまでは、熟慮を重ねてから結論を出すべきです（遺伝的リスクについてはパート4を参照してください）。養子縁組代理機関は、最低でも、新しく養子縁組を組もうとしている人たちに対して、こういったリスクについての事実を伝えるべきですし、もし教えてくれないようなら、養父母になろうとしている人たちのほうから情報の開示を要求すべきです。遺伝研究に詳しい精神科医や、このような問題についての教育を受けた遺伝カウンセラーに相談すると、有益なアドバイスが得られるかもしれません。

## 94 統合失調症の患者さんは車を運転しても大丈夫でしょうか？

反射神経検査や模擬運転実験で、統合失調症を発症していると、運転中という状況での予期しない変化にすばやく上手に対応することが不得手になる、という結果が出ています。統合失調症の患者さんの事故率についての統計は存在しませんが、一般人口における率に比べて明らかに高いのではないか、と予想されます。一方、統合失調症の外来患者さんの半数が車を運転している、ということを示す統計があります。抗精神病薬が運転能力に影響を与えることも考えられますが、非定型抗精神病薬はこのような影響を及ぼさないのではないか、という指摘もあります。眠気を催して運転中の機敏さに影響するような鎮静系の薬を服用しておらず、運転中不注意になってしまうような症状が無く、安定した状態にある統合失調症患者さんであれば、一般に、運転するのにストレスのかからない単純な道を短距離だけ運転する限りにおいては、問題ないのではないかと考えられます。しかし、薬で抑えられていない急性期の患者さんは、どんな状況であれ運転すべきではありません。車を運転できるかどうかは、患者さんごとにケースバイケースで考えていくべきでしょう。将来、州の運転免許試験が修正され、刺激に反応するテストが必須課題になるかもしれません。薬物乱用、加齢、神経疾患など、他の医学的に問題となる状態でも、運転能力が障害されうるのは明らかです。統合失調症だけを特別扱いするべきではありません。

# Part 12

## 倫理的な事柄

「人々は、彼のことを次のように言いました。まるでジョージ・ワシントンのように、彼の唯一の罪は断固として揺るがない愛国心だけであって、反逆罪には当たらないし、ファシストでも反ユダヤ人主義者でもないのに、公正な裁判の権利を奪われて政治犯として拘留されたのだ、と。しかし、いちばんのでっちあげは、彼が精神異常者であるということだ」

フラー・トリー（Torrey, 1984）エズラ・パウンドの精神病院入院についての著書の冒頭部より

「ハダマーのガス室は地下に作られました…（中略）…ガス室に入れられた患者さんたちは、一連の手順の最後に、そこの看護婦から、これから気持ちのよいシャワーを浴びるのですよ、と聞かされたのです…（中略）…それを信用した患者さんたちは、そういった提案に対していっさい逆らいませんでした…（中略）…そしてハダマーの施設長は、一万人目の患者さんを殺したことを記念して、カクテルパーティーを主宰したのです」

ヒュー・グレゴリー・ギャラファー『*By Trust Betrayed*』一九五五

## 95 "強制"入院とは何でしょうか？

ずっと前の話ですが、妻に対して不満がある夫は、妻を何年間も精神病院に入院させておくことができました。しかし、現在ではこのようなことを禁止する法律があります。州や国によって規則は異なりますが、一般に、急性の病的状態を呈し、自分に何が起こっているのかを把握する能力を失い、意志決定も不可能となり、さらに、自傷や他害の恐れがあると考えられる場合、その人を強制的に精神科病院に短期間入院させ、治療を受けさせることができます（入院に関する決定は二人の医師の診察によって更新することができます）。患者さんが退院の請求を続けているが、医師は入院継続の必要性を感じている、という場合には、法廷審理が行われることもあります。外来患者さんが、自分は病気であるという認識がなく、長期間の薬物療法の必要性を拒否する場合でも、彼らが服薬を続けるよう外来通院を義務づけることもあります。この場合、入院せずに地域で暮らすことを法的に許可される唯一の道は、裁判所の命じた薬物療法に従うことです。危害を加える可能性が残っていても、そういった行動を隠すことができる患者さんの場合には、法律が味方してしまうことがあります。患者さんが理性的な状態で、自傷他害の意図を否定した場合、本人の意思に反して病院に入院させておく方法はなく、このような例としては、ロングアイランドのケースがあります。彼には、妻を殺したいという病的な願望がありましたが、それを医師や看護師から隠すことができたため、ピルグリム州立病院を出て、一日乗車券で目的地にたどり着き、その後すぐに妻を殺害したのです。

これと関連して、精神科医が、担当している患者さんが誰かに危害を与えようとしていることを知り得た場合、その情報をしかるべき場所に知らせる責任があるのか、という問題があります。一九七〇年代半ば、カリフォルニアで、タラソフ事例という名で知られている法的問題が起こりました。ある患者さんが、妻に危害を加えたい、と主治医に伝えました。そこで医師は警官を呼びましたが、その警官はそういった問題の対処法について訓練を受けていなかったために何もせず、また、医師も危害の標的にされている妻に警告もせず、結局、その妻は本当に殺されてしまったのです。この事件の判決は、危害の意図が向けられていた被害者に対して、危険が迫っていることを警告しなかった医師の責任を問うものでした。他の事例として、ノースカロライナでは、ある精神科医が、以前診察していた患者さんが治療に来なくなってから八ヵ月経った後に無差別殺人に及んだことに対して、責任を問われました。その精神科医は、最後にその患者さんを診察したきり、その後も通院と服薬を続ける必要性があると判断していたにもかかわらず、患者さんがそれに従っていることを確認するための継続的な経過観察を怠った、という理由で有罪とされたのです。

## 96 心神喪失による責任無能力とはどのようなものでしょうか?

心神喪失による責任無能力とは、精神疾患に罹っている人たちが犯した罪については法的責任を免除する、という意味の法律用語です。多くの裁判において、被告人が自身の責任無能力に対して異議を唱えた場合でさえ、罪を犯したその被告人のために責任無能力が適用されています。責任無能力と関連する精神疾患の中で群を抜いて多いのは、統合失調症です。

特定の事例について精神科医が専門家として意見を述べるとき、それぞれの司法管轄地域による実際の責任無能力に関する法的定義によって、見解を変える必要があるかもしれません。精神科医は責任無能力という言葉については不慣れです。急性の精神病状態を呈しているけれども善悪の区別はできる、というケースもありえます。わけのわからない状態で犯罪行為に及んでしまったというケースもあるかもしれません（たとえば、「声」に殺害を命令され、祖父母が自分を殺そうとしていることを「悟った」から、という理由で祖父母を殺害してしまった男性のケースや、自分の子供たちを湖に沈めて溺死させた女性のケースなど）。こういった人たちには、悪いことをしているという自覚があったのでしょうか？　自分の意見を大統領に知ってもらう方法はそれしかない、と思って車でホワイトハウスの門をくぐった男性は、罪を犯したと言えるのでしょうか？

最後に、罪を犯した後、刑務所ではなく精神病院に入った人たちの退院についてですが、ニューヨークでは一九八〇年に「責任無能力に関する修正法案」が可決され、犯罪行為を行ったが責任無能力のために無罪になった人たちが、退院して地域社会に戻っていくために必要な手続きについて、詳細に規定されました。中でも最も重要な条件は、退院後、外来治療プログラムに参加することです。しかし、経過を追ったいくつかの研究では、このような患者さんたちのうち、四分の一から三分の一は、多くは暴力的な犯罪のために再逮捕され、他の人たちは再入院し、退院が取り消しになっていた、という結果が報告されています。言うまでもなく、このような患者さんたちは特殊なグループに属するのであり、退院した後、彼らには長期の治療と地域社会でのきめ細かい援助を行っていく必要があります。一九七〇年代のキューバ、一九八〇年代のアイルランドを含むイギリスなどのいくつかの国々では、精神障害によって犯罪行為を行った者は、釈放されましたが、国外に追放されていました。このような手段が患者さんたちにとっての問題解決にならないことは明らかですが、そうした国々は、そうすることで安全になると感じていたようです。

興味深いことに、統合失調症のような精神疾患を持つ人々が、責任無能力を適用される犯罪者の大部分を構成しているのに対して、犯罪の前科がある人や人格障害の人たち、薬物・アルコールに関連した罪を犯した人たちは、責任無能力の適用から外されることが多い傾向にある、ということを実際に示した調査があります。こういったこととは別に、アメリカ合衆国ではいまだに人種による不平等があり、白人は他の少数派の人種に比べて責任無能力を適用されやすくなっています。そういった不公平に対しては、見直していく必要があります。

## 97 責任無能力が悪用されることがあるのでしょうか？

薬物療法では犯罪行為をやめさせることはできないかもしれないため、多くの州は責任無能力の法律を廃止したいと考えています。一度殺人をした後でも、再犯に及ぶことに何のためらいもない人もいます。一方、レーガン大統領に向かって発砲し、映画女優をストーキングしたことで、現在も聖エリザベス病院に入院して薬物療法を続けているジョン・ヒンクリーは、当時のような妄想はもはや明らかに消失しています。にもかかわらず、彼の事例があまりにも有名になってしまったことや、妄想の性質が国政的な関心に結びついていることなどの理由から、彼は自宅への訪問を除いて退院を許可されたことはなく、病院の中で一生過ごすことになると思われます。

他方、精神疾患の診断や入院処置を政治的に悪用するということが、歴史上存在しました。一九七〇年代後半、世界精神医学会は、政治上の対立者たちを、特殊なタイプの統合失調症に罹っているかのように政略的にでっちあげて入院させたことについて、ロシア人精神科医たちを調査していました。その後、中国でも同様の事態が起こっているのではないかと言われていました。詩人のエズラ・パウンドがワシントンの聖エリザベス病院に何年も入院していたとき、精神病のためではなく、過激な反米的政治観のために入院させられているのではないか、と言う人もいました。

本人が精神科患者を偽装する、という悪用もあります。罪を犯した人は、責任無能力が適用されれば精神病院に入院になって、その後症状が消えたら自由になれるかもしれない、という悪知恵を働かせることがあるのです。こうして、精神症状は偽装され、時機が来ると消失することになります。統合失調症は、本人による症状の申告と、他者からの行動の観察によってしか診断できない、というジレンマがあります。仮病と本当の病気の区別がつかないこともありますが、長い間いろいろな場面で本人を見てきた身内や親しい友人を面接すれば、より正確な本人像が明るみに出てきます。

上記の事柄と表裏一体になっているのが、精神疾患の患者さんは、精神病院ではなく刑務所に入れられて必要な治療を受けられないことがよくある、という問題です。彼らは、自分が病気であるという認識を欠いていることが多く、尋問の際に症状を否定するのです。この二つの相反する状況を区別できるのは、辣腕の精神科医だけです。重い精神疾患を持つ人たちへの対応について、刑務所内で現在問題になっている例をここに示します（二〇〇五年二月二十八日のニューヨークタイムズ紙に掲載されたものです）。


「市の刑務所で危険サインの見落としによる自殺者急増」

（文：ポール・フォンツィールバウアー）


ニューヨークタイムズ紙は、刑務所収容者に医療ケアを供給する業者として最大手の『刑務所医療サービス社』を一年間調査し、気になる死亡事例と、問題のある治療状況を発見した。

警告のサインはすぐそこ、彼女のカルテの中にあった——性的虐待を繰り返された幼児期、躁うつ病の診断、十三歳での自殺未遂――これらはすべて、二〇〇二年九月にカリーナ・モンテスがライカーズ・アイランドにやってきたときに記録されていた。

州の取調官たちは、彼女のそういった問題のいっさいが、彼女のケアにあたっていたはずの精神医療の専門家から無視されていた、と報告した。この専門家は、彼女のカルテを詳しく調べなかったのではないかと思われる。そのカルテには十二月までに厄介な事実が書き加えられていた――モンテスさんは、自殺防止のために刑務所のソーシャルワーカーから監視されることになったのである。しかし、この自殺番はとても信頼できるものではなく、実際には、他の収容者に時給三十九セントを払って、自殺の恐れのある仲間の見張りを一部託していたのである。

ライカーズでの五ヵ月間、モンテスは一度も精神科医の診察を受けていなかった、という事実を後に取調官が発見した。

しかし、精神科医は彼女が死の間際に鳴らした警鐘にも気づかなかった。このとき、彼女がベッドシーツを引き裂いて、まさに死のうとしているのを他の収容者が見ていたのだ。だが、そのとき呼ばれた監視人は、彼女が自殺番がつけられている人であることも知らず、シーツの件にも気づかず、その出来事を誰にも報告しなかった。六時間後、モンテスさんは、換気用の格子にくくりつけたシーツで首を吊って死亡した。

享年二十九歳。彼女の罪状は口紅三十本の万引きであった。

カリーナ・モンテスの死は、二〇〇三年にニューヨーク市の刑務所内で多発した自殺の一例であり、この年にはわずか六ヵ月間で六人が自殺で亡くなった。この数字は一九八五年以降のどの六ヵ月間と比べても多い。この六人の誰もが、刑務所に入れられることになった罪状に関して、有罪判決をまだ受けていなかった。しかし、モンテスさんと他の五人のうち四人の死について、政府の取調官たちは、次の二つの機関のうちのいずれか、あるいは両方が、彼女たちの安全を守れなかった責任を問われるべきだ、という厳しい判断を下した。その二つとは、刑務所収容者に医療ケアを提供するアメリカ最大手の業者『刑務所医療サービス社』と、市の矯正組織である。その報告書の中で取調官たちは、患者のカルテが無くなっていたり、生きることに絶望した収容者たちの発する警報が無視され、医療サービス社の職員も矯正官もアメリカの刑務所内の最大の死因である自殺を防ぐ上での適切な訓練を受けていなかったり、といったずさんな体制を告発した。

## 98 統合失調症の患者さんは、研究参加などの手続きの際、書面での同意を行う能力をもっているのでしょうか？

状態が安定しており、病院外で生活している慢性期の統合失調症患者さんのほとんどは、与えられた情報を理解する能力を持っています。病院を出て生活することができない人たちや、急性精神病の最中にいる場合には、確かではありません。一般に、統合失調症を発症していても、わかりやすくゆっくりと説明を受け、質問する時間を与えられれば、指示を理解することができます。また、物事を決定する能力を持っていますし、時間をかけて説明してもらった場合、自発的に意思表示をすることもできます。急性期の病相期間中は、注意が持続する時間が短く、思考障害があったり、幻覚の内容に没入していたりするため、彼らは説明を理解できないように見えるかもしれません。彼らの理解力を確認するために、入念に説明した後、理解しているかどうかを調べる質問をすることもできます。標準的な能力テストを個々の患者さんにやってもらってもいいかもしれません。立法府、学会員、研究者、倫理審査委員会などは、現在、ヒトを対象とした研究に対して、細心の配慮をするようになっており、あらゆる種類の研究において、参加者から書面での同意を得るために、念入りに作られた規則を守らなければなりません。病気のために、参加しようとする研究内容を理解することが難しい場合には、自分が同意する代わりに法律上の後見人に同意してもらうことができます。こういった病気のより良い治療法を見つけるために、研究を進めていくことは欠かせません。そのため、研究に参加することのメリットとデメリットを慎重に天秤にかけて考えることのできる後見人に同意してもらう、といった代替手段は大切です。残念なことに、ごく最近まで、アメリカや他の国々で、知的発達障害者や認知症の人、囚人など、自分自身の人権を守ることができない人たちの権利が、研究者によって踏みにじられてきたという歴史があります。したがって、こういった人たちが強制的に研究に参加させられることが無いよう、法律が整備されてきたのです。

そのほか、死刑制度がある州では、精神疾患に罹患している人が犯した罪に対して、死刑という選択肢がありうるのか、という問題があります。死刑を強制執行できるようにするために、罪を犯した人に対して薬物療法を強制的に行うことを裁判所が禁じてきた州もあります。

## 99 遺伝情報は悪用されることがあるのでしょうか？

遺伝に関するパート4で、優生学運動について書きました。そこに登場した精神科医たちは、うわべの遺伝統計の知識を駆使して、「遺伝的な」精神疾患を持つ人たちは、断種し、絶滅させるのが社会にとって最善である、と主張することに長けていました。宗教団体などのさまざまな集団を犠牲にするために遺伝情報を使用してきた、という歴史的背景もあり、こういった学問分野は慎重に進めていく必要があります。今や科学の進歩により、胎児に現れている遺伝子変異を突き止めることまでできるため、将来、遺伝情報が悪用される可能性はほかにも多く懸念されます。特定の遺伝子型が、進化や自然淘汰の原理に則って残っていく、ということが許されなくなるとしたら、この先私たちにはいったいどんな害がもたらされるのでしょうか？　映画『ガタカ』は、刺激的な内容でしたが、あまり話題に上らずに終わりました。この映画は、将来起こりうる状況に、驚くほど鋭い視点で切り込んでいました。『ガタカ』の主要な登場人物というのは、「遺伝的に高められた」人たちの集団で、彼らは男女の自然な営みによって生まれた人たちを差別していました。これは、現在の技術を考えると、単なるSFというより、むしろ現実的にありうることかもしれません。遺伝情報が濫用される他のケースとして、出生時に遺伝情報が知られてしまうと、その情報が広く利用されてしまうのではないか、ということがあります。たとえば、保険会社や生命保険販売員は、ある病気を一定の確率で発症することが遺伝的にわかっている個人とは、医療保険や生命保険の契約を結ぶのを拒否するのではないでしょうか？　就職上・教育上の差別、その他の差別についてはどうでしょうか？　現在の、文化による差別や、民族・人種差別の代わりに、「遺伝差別」という新種の差別が起こりうるのです。こういったことはすべて、予め対策を立て、法的に規制されるべき事柄です。

## 100 支援団体や役に立つ本にはどんなものがあるでしょうか？

支援団体や役立つ本のリストを巻末の「資料」に紹介しておきました。

本書は、一般の方々が統合失調症をどのように認識しているのかについて記し、また、不完全な科学的知識に基づいた様々な間違いが起こらないように、という目的で書きました。統合失調症は、世間で言うところの「正常」という広い枠の中の、最も端に位置する存在であり、これは、さまざまな文化や時代の中で統合失調症がどのように定義されようとも、動かしようのない事実です。しかし、罹患している人たちを苦しめ、破綻させるという点において、統合失調症は病気なのです。将来、統合失調症の生物学を標的とした薬物療法が大きな進歩を遂げることで、発症を予防できるようになるのではないか、という期待が持たれます。統合失調症に罹っていることで恥ずかしく思う必要はありませんし、彼らにスティグマを与えることは許されません。彼らに必要なのは専門家による最善の治療であり、それによって、能力を最大限に発揮しながら毎日の生活を送ることができるようになるのです。

# 資　料

## ●支援団体

アメリカ合衆国で最も優れた支援集団は、全国精神障害者協会(National Alliance for the Mentally Ill: NAMI)であり、全国に支部があります。全国本部は、Colonial Place Three, 2107 Wilson Boulevard, Suite 300, Arlington, VA 22201-3042; TEL: 1-703-524-7600; www.NAMI.org.

英国では最も大きな支援団体は統合失調症の全国緊急支援(Schizophrenia, a National Emergency:SANE)であり、1st Floor Cityside House, 40 Adler Street, London, E1 1EE; TEL: 020-7375-1002; london@sane.org.uk と www.saneorg.uk.

同様の組織は他の国々にも存在します。

以下の本は統合失調症や関連疾患についてさらに情報を提供してくれ、家族や友人や統合失調症と診断された方たちに役立つでしょう。

●おすすめの本

Andreasen NC (2001). *Brave New Brain: Conquering Mental Illness in the Era of the Genome.* Oxford: Oxford University Press.（武田雅俊、岡崎裕士監訳『脳から心の地図を読む：精神の病を克服するために』新曜社）

Jamison KR (1995). *An Unquiet Mind: A Memoir of Mood and Madness.* New York: Alfred A. Knopf.（田中啓子訳『躁うつ病を生きる―わたしはこの残酷で魅惑的な病気を愛せるか？』新曜社）

Jamison KR (1999). *Night Falls Fast: Understanding Suicide.* New York: Alfred A. Knopf.（亀井よし子訳『早すぎる夜の訪れ―自殺の研究』新潮社）

Torrey EF (2001). *Surviving Schizophrenia: A Manual for Families, Consumers, and Providers,* 4th ed. New York: Quill.（南光進一郎、中井和代訳『統合失調症がよくわかる本』日本評論社）

Torrey EF (1998). *Out of the Shadows: Confronting America's Mental Illness Crisis,* 2nd ed. New York: John Wiley & Sons.

●参照文献

American Psychiatric Association (2000). *Diagnostic and Statistical Manual of Mental Disorders,* 4th ed., text revision (DSM-IV-TR). Washington, DC: American Psychiatric Association Press.

Andreasen NC (2001). *Brave New Brain: Conquering Mental Illness in the Era of the Genome.* Oxford: Oxford

University Press.

Aschaffenburg G (ed.) (1911-1928). Dementia praecox oder die Gruppe der Schizofrenien. ***Handbuch der Psychiatrie***. Leipzig and Vienna.

Back M, Myin-Germeys I, Hanssen M, Bijl R, Vollebergh W, Delespaul P, van Os J (2003). When does experience of psychosis result in a need for care? A prospective general population study. ***Schizophr Bull*** 29(2):349-358.

Chopra D (1991). ***Unconditional Life: Discovering the Power to Fulfill Your Dreams***. New York: Bantam Books.

Crow TJ (1990). The continuum of psychosis and its genetic origins. ***Br J Psychiatry*** 156:788-797.

Crow TJ (1997). Is schizophrenia the price that Homo sapiens pays for language? ***Schizophr Res*** 28:127-141.

Crow TJ (2000). Schizophrenia as the price that Homo sapiens pays for language: A resolution of the central paradox in the origin of the species. ***Brain Res Brain Res Rev*** 31:118-129.

Crow TJ, Dine, J (1986). Age of onset of shizophrenia in siblings: A test of contagion hypothesis. ***Psychiatry Research*** 18:107-117.

DeLisi LE (ed.). (1990). ***Depression in Schizophrenia***. Washington, DC: American Psychiatric Association Press.

DeLisi LE (2000). Unifying the concept of psychosis through brain morphology. In: Maneros A, Angst J (eds.). (2000). ***Bipolar Disorders: 100 Years After Manic Depressive Insanity***. The Netherlands: Kluwer.

DeLisi LE (2001). Speech disorder in schizophrenia: Review of the literature and new study of the relation to uniquely human capacity for language. ***Schizophr Bull*** 27:481-496.

DeLisi LE, Crow TJ. (1989). Evidence for an X chromosome locus for schizophrenia. ***Schizophr Bull*** 15:431-

440.

El-Hai J (2004). *The Lobotomist: A Maverick Medical Genius and His Tragic Quest to Rid the World of Mental Illness.* Hoboken, NJ: John Wiley & Sons.

Faulks S (2005). ***Human Traces.*** Hutchinson, The Random House Group, Ltd., London, UK.

Fink M (1999). *Electroshock: Healing Mental Illness.* Oxford: Oxford University Press.

Geller JL, Harris M (1994). *Women of the Asylum.* New York: Doubleday Anchor Books.

Gottesman II (1991). *Schizophrenia Genesis: The Origins of Madness.* New York: WH Freeman.

Gottesman II, Shields J (1982). *Schizophrenia: The Epigenetic Puzzle.* Cambridge: Cambridge University Press.

Gould SJ (1981). *The Mismeasure of Man.* New York: W.W. Norton and Company.

Henig RM (2000). *The Monk in the Garden.* Boston: Houghton Mifflin.

Isaac RJ, Armat VC (2000). *Madness in the Streets: How Psychiatry and the Law Abandoned the Mentally Ill.* Treatment Advocacy Center.

Jamison KR (1995). *An Unquiet Mind: A Memoir of Mood and Madness.* New York: Alfred A. Knopf.

Jamison KR (1999). *Night Falls Fast: Understanding Suicide.* New York: Alfred A. Knopf.

Johnstone EC, Crow TJ, Frith DC, Husband J, Krel L (1976). Cerebral ventricular size and cognitive impairment in schizophrenia. *Lancet* 2:924-926.

Kasanetz EF (1979). Tecnica per investigare il ruolo di fattori ambientale sulla genesi della schizophrenia. *Riv Psicol Anal* 10:193-202.

Kety SS, Rosenthal D, Wender PH, Schulsinger F (1968). The types and prevalences of mental illness in the biological and adoptive families of adopted schizophrenics. In Rosenthal D, Kety SS (eds.). *The Transmission of Schizophrenia*. Oxford: Pergammon, 345-362.

Kingdon DG, Turkington D (June 1, 1995). *Cognitive Behavioral Therapy for Schizophrenia*, new ed. Psychology Press.

Kraepelin E (1899). *Psychiatrie: Ein lehrbuch* (6th ed.). Leipzig: Barth.

Kraepelin E (1907). *Etiology of Dementia Praecox, Lehrbuch Der Psychitarie*, 7th ed. 1907.

Maneros A, Angst J (eds.). (2000). *Bipolar Disorders: 100 Years After Manic Depressive Insanity.* The Netherlands: Kluwer.

Menninger KA (1926). Influenza and schizophrenia: An analysis of post-influenzal "dementia praecox" as of 1918 and five years later. *Am J Psychiatry* 5:469-529.

Nasar S (1998). *A Beautiful Mind.* New York: Simon and Schuster.

Nasrallah HA, Smeltzer DJ (2003). *Contemporary Diagnosis and Management of the Patients with Schizophrenia*. Handbooks in Healthcare Company.

Reeder C, and Wykes T (2005). Cognitive Remediation Therapy for Schizophrenia. Routledge, London.

Rosenthal D (ed.). (1963). *The Genain Quadruplets: A Case Study and Theoretical Analysis of Heredity and Environment in Schizophrenia*. New York: Basic Books.

Rosenthal D, Wender PH, Kety SS, Welner J, Schulsinger F (1968). Schizophhrenic's offspring reared in adoptive homes. In: Rosenthal D, Kety SS (eds.). *The Transmission of Schizophrenia*. Oxford: Pergammon, 377-391.

Torrey EF (1980). *Schizophrenia and Civilization*. New York: Aronson.

Torrey EF (1984). *The Roots of Treason: Ezra Pound and the Secret of St. Elizabeth's*. New York: McGraw-Hill Book Company.

Torrey EF (1988). *Nowhere to Go: The Tragic Odyssey of the Homeless Mentally Ill*. New York: Harper & Row.

Torrey EF (1998). *Out of the Shadows: Confronting America's Mental Illness Crisis*, 2nd ed. New York: John Wiley & Sons.

Torrey EF (2001). *Surviving Schizophrenia: A Manual for Families, Consumers, and Providers*, 4th ed. New York: Quill.

Torrey EF, Miller J (2001). *The Invisible Plague: The Rise of Mental Illness from 1750 to the Present*. New Brunswick, NJ: Rutgers University Press.

Torrey EF, Peterson MR (1976). The viral hypothesis of schizophrenia. *Schizophr Bull* 2:136-146.

Verdoux H, van Os J (2002). Psychotic symptoms in non-clinical populations and the continuum of psychosis. *Schizophr Res* 54: 59-65.

Whitaker R (2002). *Mad in America*. New York: Basic Books.

# 索引

## 《人名索引》



## 《事項索引》

# 訳者あとがき

本書は、Lynn E. DeLisi著「*100 Questions & Answers about Schizophrenia: Painful Minds*」(Jones and Barlett Publishers, 2006)の全訳である。著者のデリシ先生(ニューヨーク大学精神医学教授)は、統合失調症に関する権威ある学術雑誌である*Schizophrenia Research*誌の編集長の一人であり、統合失調症研究の最先端を知り尽くしている第一人者である。訳者自身も論文を投稿する際にはよくお世話になっているし、逆に投稿論文の審査を依頼されて多少ともお手伝いをさせていただくこともある。彼女は、大学教授であり学術雑誌編集長であるだけでなく、国際統合失調症学会や精神科遺伝学会の役員の仕事もしており、統合失調症研究にかける情熱とエネルギーは並大抵のものではない。本書はその結晶である。

本書は、統合失調症の患者さんやご家族、そして精神科医療スタッフ向けに書かれたQ＆A方式の平易な解説書である。デリシ先生の経歴から推察されるように、第一の特長は、科学的に厳密であるという点である。十分なデータによる裏づけがないことを述べている部分は全くないといっていい。統合失調症について何がわかっていて何がわかっていないかについて、率直に書いている。第二に、現在の統合失調症をめぐる医療環境の問題点や、患者さん・ご家族が留意すべき事柄についての鋭い指摘がなされている。そうした事柄に関連して起こりうる悲劇についても、実例を挙げて生々しく伝えている。そこには、現在の精神医療のどこが問題で、どこに罠があり、どこを改善していかなければならないか、ということを常に見据えている研究者の視点がある。本書を読むと、アメリカの医療保険制度やスティグマに基づく精神医療の問題（医療を受けられない人やホームレスになる人も多いことなど）についてもよくわかる。こうした医療事情への怒りは、最近、マイケル・ムーア監督の映画『シッコ』でも話題になった。幸いなことに、日本は国民皆保険制度であるために、患者さんが経済的理由で医療を受けられないということはないし、医師の診察を受けることが難しいというようなこともない。しかし、精神疾患に対するスティグマのために潜在的に種々の問題が存在することも確かである（医療費や研究費が少ないこと、地域ケアの施設やスタッフが不足していることなど）。第三に、分子遺伝学や脳画像研究、環境リスク要因に関する疫学的研究の成果など、統合失調症研究のトピックスについては、重点を置いて書かれている。したがって、統合失調症研究の最近の動向について知りたい方にもとても役立つであろう。著者は統合失調症の医療を格段によくするためには、その生物学的研究が進歩するほかはない、と言い切る。一方、研究至上主義に陥ることによる危険性にも言及しており、倫理に関しても十分な配慮を怠っていない。

パート1では、統合失調症の症状や経過、他の病気との違いなど、統合失調症とは何かについてわかりやすく書かれている。パート2では、治療をどのようにするべきかについて説明されている。有効である治療法だけでなく、有効でない、あるいはインチキの治療法についても書かれている点も役に立つ。実際、最先端の医療を否定して、民間療法に頼り、その結果、取り返しのつかないことになってしまう場合も少なくない。パート3は統合失調症の原因に関する環境要因について、パート4は遺伝的リスク要因について書かれている。著者は遺伝学者であることもあり、特にパート4は詳しい。病気になると、人はあれこれと原因探しをするだろう。統合失調症の原因はまだ不明の部分が多い一方、本書では「原因になりそうであるが、実はそうでないもの」に関する記述も多く、そういった部分が実は本当に知りたいところなのだ。パート5は、遺伝以外の生物学的研究に関してまとめてある。近年、分子レベルの研究や画像研究の進歩はめざましいが、統合失調症ではいまだに不明な部分が多く、今後の研究の発展がいかに重要であるかがわかるであろう。パート6では、薬物乱用について取り上げられている。ストリート・ドラッグの多いアメリカでは深刻な問題であろう。日本でも薬物乱用が増えているため、無視できない問題だ。また、この問題は統合失調症の原因とも密接に結び付いている。パート7と8は統合失調症という病気にまつわる二つの厄介な問題――暴力と自殺――について解説してある。統合失調症による「取り返しのつかない結果」とはこの二点に集約されるので、重要である。パート9は、

「女性特有の問題」について特に取り上げられている。このパートだけでなく、本書では筆者が女性ならではの視点が随所にみられる。パート10は、ホームレスのかなりの部分は統合失調症患者であることについて言及している。日本とは多少事情が異なる面があるかもしれないが、不十分な精神医療制度の犠牲として社会の弱者が生まれるという点については共通点があるだろう。パート11では、統合失調症に対するスティグマについて書かれている。これは統合失調症を患った人が社会で生活していく上で深刻な問題である。パート12では倫理的な事柄について書かれている。法律や人権をめぐる事柄についての簡にして要を得た説明がなされている。

本書が、統合失調症を発症した患者さんやそのご家族の方々、精神医療スタッフ、精神科研修医から研究者まで、幅広い方々にとって役立つことを願ってやまない。最後に、出版に当たりお世話になった、畑中編集事務所の畑中直子さん、星和書店編集部の近藤達哉氏に深謝する。

平成二十年二月

切刀　浩

訳者の研究室では、統合失調症などの精神疾患の脳科学的研究を行っています。
興味のある方や研究にご協力いただける方は、ホームページにアクセスしてみてください。
URL: http://www.ncnp.go.jp/nin/guide/r3/index.html
問い合わせメールアドレス：hkunugi@ncnp.go.jp

## 著者紹介

リン・E・デリシ（医学博士）は、現在、ニューヨーク大学の精神科教授であり、ニューヨーク州オレンジバーグにあるネーザン・S・クライン精神医学研究所の先端脳画像部門の副部門長も兼務している。また、統合失調症に関する学術専門誌 *Schizophrenia Research*（エルゼビァ社）の共同創設者・共同編集長であり、国際精神科遺伝学会と国際統合失調症学会という2つの国際学会の事務局を担当している。

彼女は、ウィスコンシン州マディソンにあるウィスコンシン大学で、動物学の学士となった。1972年にペンシルバニア医科大学で医学博士号を取得し、その後ニューメキシコ州北部の移民チリ人農民が住むところで、一般臨床を3年間行った。1975年から1978年にワシントンの聖エリザベス病院で精神科の研修を行った。1978年から87年にかけて、アメリカ国立精神保健研究所による研究プログラムにより、メリーランド州ベセスダの聖エリザベス病院においてポスドク研究員と常勤精神科医師として臨床・研究に従事した。1987年にはニューヨーク州立大学ストニーブルック校に移り、脳画像と遺伝学の両者に重点をおいた統合失調症の長期的な生物学的予後に関する研究プログラムを多数立ち上げた。2001年、ニューヨーク大学で現職に就いた。彼女は、アメリカ神経精神薬理学会のフェローであり、これまでに250以上の論文や著書を執筆／編集し、現在、複数の雑誌の編集委員を務めている。

## 訳者紹介


**功刀　浩**（くぬぎ ひろし）

昭和61年東京大学医学部卒業。
平成6年ロンドン大学精神医学研究所留学、
平成10年帝京大学医学部精神神経科学教室・講師を経て、
現在、国立精神・神経センター神経研究所 疾病研究第三部・部長、
早稲田大学理工学部客員教授。
医学博士、精神保健指定医。
日本精神神経学会指導医、日本生物学的精神医学会評議員、
日本統合失調症学会評議員。
『ストレスと心の健康―新しいうつ病の科学』（翻訳、培風館）、
『精神疾患は脳の病気か？―向精神薬の科学と虚構』（監訳、みすず書房）、
『精神疾患と遺伝（現代精神医学講座 S11）』（分担執筆、中山書店）ほか
共著書多数。

**堀　弘明**（ほり ひろあき）

平成14年京都大学医学部卒業。
京都大学医学部附属病院精神神経科、
国立精神・神経センター武蔵病院において研修を行い、
現在、東京医科歯科大学大学院在学中、
国立精神・神経センター神経研究所・研究生。



**統合失調症100のQ&A**

2008年4月26日　初版第1刷発行
2010年4月16日　初版第2刷発行

著　者　リン・E・デリシ
訳　者　功刀　浩　堀　弘明
発行者　石澤雄司
発行所　株式会社星和書店
〒168-0074　東京都杉並区上高井戸1-2-5
電話　03(3329)0031（営業部）／(3329)0033（編集部）
FAX　03(5374)7186
URL　http://www.seiwa-pb.co.jp




ISBN978-4-7911-0658-5